全国中医药行业中等职业教育“十二五”创新教材

临床常用护理技术实训

主　编　牛秀美　孙国才
副主编　魏俊颖　吕　晶

中国中医药出版社
·北　京·

图书在版编目（CIP）数据

临床常用护理技术实训/牛秀美，孙国才主编．—北京：中国中医药出版社，2016.6（2022.12 重印）
全国中医药行业中等职业教育“十二五”创新教材
ISBN 978 -7 -5132 -3308 -8

Ⅰ.①临… Ⅱ.①牛… ②孙… Ⅲ.①护理学 - 中等专业学校 - 教材 Ⅳ.①R47

中国版本图书馆 CIP 数据核字（2016）第 089574 号

中 国 中 医 药 出 版 社 出 版
北京经济技术开发区科创十三街 31 号院二区 8 号楼
邮政编码 100176
传真 010-64405721
北京联兴盛业印刷股份有限公司印刷
各地新华书店经销
*
开本 787 × 1092 1/16 印张 9.5 字数 207 千字
2016 年 6 月第 1 版 2022 年 12 月第 4 次印刷
书 号 ISBN 978 -7 -5132 -3308 -8
*
定价 35.00 元
网址 www.cptcm.com

如有印装质量问题请与本社出版部调换（010-64405510）

服务热线 010-64405510
购书热线 010-89535836
微信服务号 zgzyycbs
微商城网址 https://kdt.im/LIdUGr
官方微博 http://e.weibo.com/cptcm
天猫旗舰店网址 https://zgzyycbs.tmall.com

《临床常用护理技术实训》编委会

主　编　牛秀美　孙国才

副主编　魏俊颖　吕　晶

编　委（以姓氏笔画为序）

万辉琴　王　焕　王　赛　王旭振
田　敏　兰晓明　刘素梅　刘海霞
孙　娜　孙丽萍　孙秀凤　杜素红
李　明　李光辉　杨宝林　邱丽丽
佟新格　宋小妹　张　珊　张学增
范倩倩　周维娜　赵　鹏　胡　晓
徐晓娜　栾　娜　唐　敏　黄冠男
雷周胜　臧素华

前言

护理工作者的素质和能力是护理工作的灵魂。从学生抓起，规范护士的职业行为，对于保障患者安全、医疗安全和医疗机构的健康发展具有重要的意义。教育部全国中等职业教育教学改革创新指导委员会提出了加快发展现代职业教育需要处理好“五个对接”，其中课程内容与职业标准对接是现代职业教育内涵发展的内在要求，教学过程与生产过程对接是现代职业教育内涵发展的质量保障。本着护理教学的整体构思和护理能力等方面协调发展的原则，我们组织专家编写了《临床常用护理技术实训》。本实训教材坚持“贴近学生、贴近社会、贴近岗位”的基本原则，以学生为中心，以实训内容为主线，阐述了基础护理和内、外、妇、儿、急救等临床各科常用护理技术 。

本教材由63个实训项目构成，这些实训项目均为护理工作中最基础的操作项目，主要以培养学生的基础护理职业能力为主，也可作为临床护士规范化培训的参考用书。

本教材具有以下特点：

1. 突出了职业教育“能力为本”的教育理念。本教材主要是针对培养学生护理职业技能操作能力而编写的，每个实训项目都由目的、用物、操作流程、操作易出现问题提示、考核标准等部分组成；评分标准以表格的形式来表现，以100分的总分来评定各考核项目的综合掌握情况。

2. 体现了知识的先进性。反映了当前护理领域的现状与进展，实训项目中的每一项操作步骤和评分标准均按照医院一线岗位护理的步骤设计，这些内容正是目前和将来护士从事临床护理工作必须具备的专业知识和技能，保证学习与工作零距离对接，因此本教材是护理专业学生实习以及工作的良师益友。其中的操作流程和考核标准也是护理实训教师的好帮手。

3. 编排新颖，尤其操作流程一目了然，可操作性极强，便于学生掌握。另外，操作易出现问题提示项目，所提示的问题都是根据一线实训指导教师多年的教学经验整理而成，使得学生掌握操作技能求精求细，同时还提高了学生的评判性思维能力、处理临床实际问题的能力。

本教材在编写过程中，虽然编者态度认真、勤奋努力，衷心希望本教材能在教学实践中发挥积极作用，但仍可能有疏漏不当之处，敬请读者提出宝贵意见，以便再版时修订与完善。

《临床常用护理技术实训》编委会

2016年5月

目　录

实训一　护士行为规范

【目的】

1. 培养良好的职业素养和行为习惯。
2. 提升护士的人文修养水平，提高护理服务质量。
3. 优化护士整体形象。

【用物】

护士服、燕帽、护士裤、护士鞋、发饰、椅子、治疗盘、病历夹、治疗车。

【操作流程】

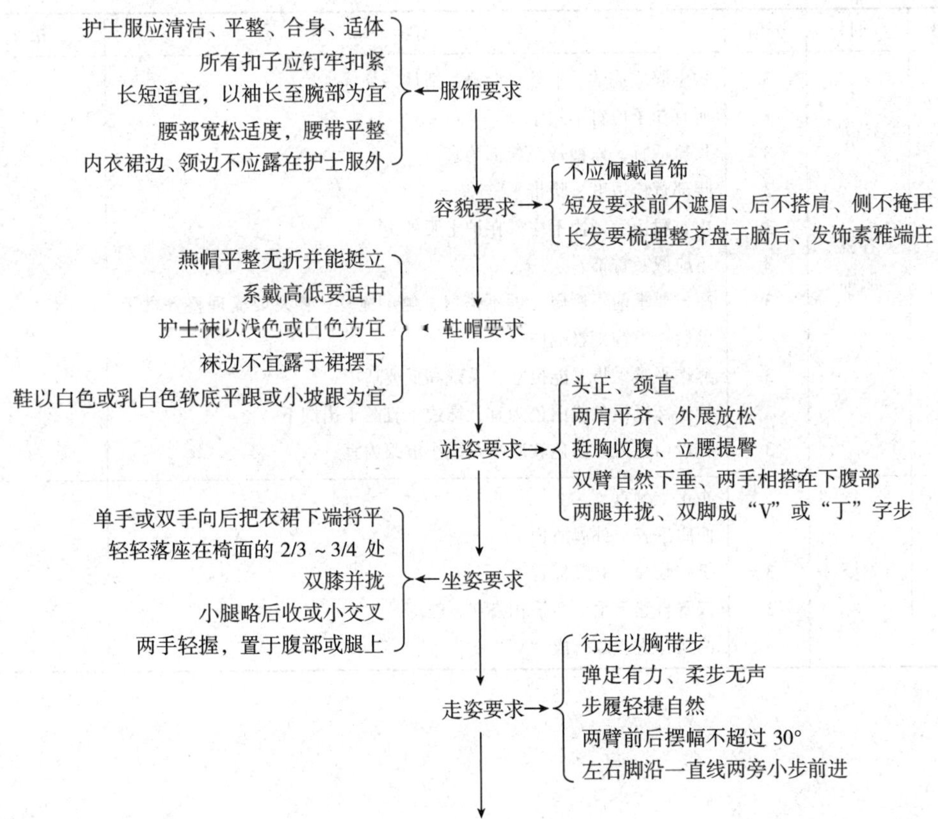

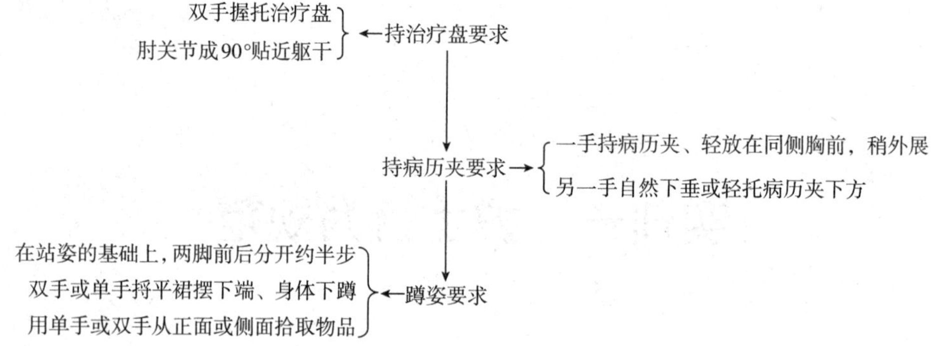

【操作易出现问题提示】

1. 站立时双腿避免叉开过大。
2. 行走时避免声响过大、八字步态。
3. 持治疗盘时勿触及工作服。

【考核标准】

护士行为规范考核评分标准

班级______ 学号______ 姓名______ 操作时间______ 成绩______

序号	项目	分值	内容	扣分
1	容貌服饰	3	护士服应清洁、平整、合身、适体	
		3	所有扣子应钉牢扣紧	
		3	长短适宜，以袖长至腕部为宜	
		3	腰部宽松适度，腰带平整	
		3	内衣裙边、领边不应露在护士服外边	
		3	不应佩戴首饰	
		3	短发要求前不遮眉、后不搭肩、侧不掩耳，长发要梳理整齐盘于脑后、发饰素雅端庄	
		3	燕帽平整无折并能挺立、系戴高低要适中	
		3	护士袜以浅色或白色为宜、袜边不宜露于裙摆下	
		3	鞋以白色或乳白色软底平跟或小坡跟为宜	
2	站姿	3	头正、颈直	
		3	两肩平齐、外展放松	
		3	挺胸收腹、立腰提臀	
		3	双臂自然下垂、两手相搭在下腹部	
		3	两腿并拢、双脚成“V”或“丁”字步	

续表

序号	项目	分值	内容	扣分
3	坐姿	3 3 3 3 3	单手或双手向后把衣裙下端捋平 轻轻落座在椅面的2/3～3/4处 双膝并拢 小腿略后收或小交叉 两手轻握，置于腹部或腿上	
4	走姿	2 2 2 2 2	行走以胸带步 弹足有力、柔步无声 步履轻捷自然 两臂前后摆幅不超过30° 左右脚沿一直线两旁小步前进	
5	持治疗盘	5 5	双手握托治疗盘 肘关节成90°贴近躯干	
6	持病历夹	5 5	一手持病历夹、轻放在同侧胸前，稍外展 另一手自然下垂或轻托病历夹下方	
7	蹲姿	3 3 4	在站姿的基础上，两脚前后分开约半步 双手或单手捋平裙摆下端、身体下蹲 用单手或双手从正面或侧面拾取物品	

实训二　口罩、帽子的使用

【目的】

1. 戴口罩可保护患者及工作人员，防止飞沫污染物品或伤口。
2. 戴帽子可防止工作人员的头屑掉落、头发散落或被污染。

【用物】

口罩、帽子（圆帽）。

【操作流程】

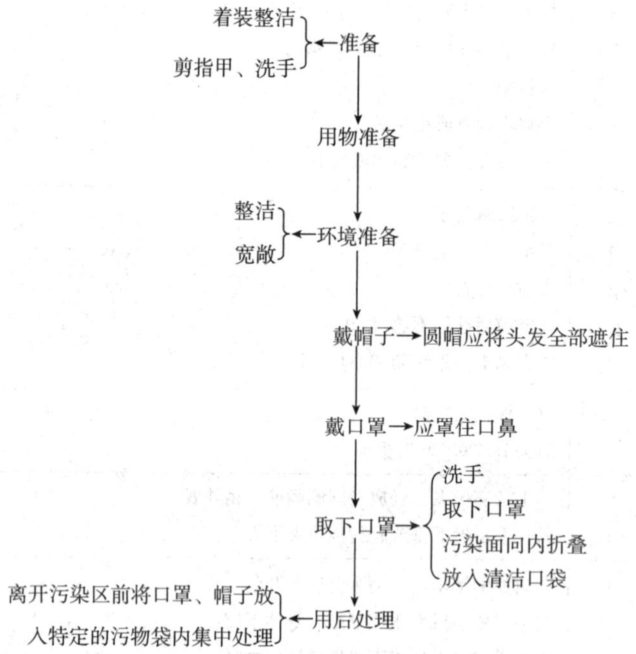

【操作易出现问题提示】

1. 取、戴口罩前洗手。
2. 取下口罩将污染面向内折叠。
3. 污染的手不能碰帽子、口罩。

【考核标准】

口罩、帽子的使用考核评分标准

班级______ 学号______ 姓名______ 操作时间______ 成绩______

序号	项目	分值	内容	扣分
1	护士准备	10	衣帽整齐、剪指甲、洗手	
2	用物准备	10	帽子、口罩	
3	环境准备	10	整洁、宽敞	
4	戴帽子	10	取出帽子、戴帽子、将头发全部遮住	
5	戴口罩	5	分清正面、反面、上方、下方	
		5	将两端绳子挂在耳朵上	
		5	压紧鼻梁两侧金属条，紧贴鼻梁	
		5	向下拉伸口罩，不留褶皱，覆盖口鼻	

续表

序号	项目	分值	内容	扣分
6	取下口罩	5 5 5 5	洗手 取下口罩 污染面向内折叠 放入清洁口袋	
7	用后处理	10	离开污染区将口罩、帽子放入特定的污物袋内	
8	总体评价	10	操作熟练、动作规范、层次分明	

实训三　洗手法

【目的】

去除手部皮肤上的污垢、碎屑及部分病原菌，减少污染。

【用物】

洗手池、洗手液、小毛巾。

【操作流程】

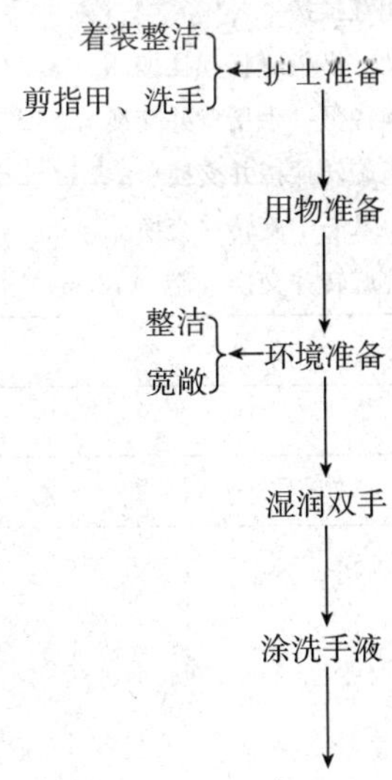

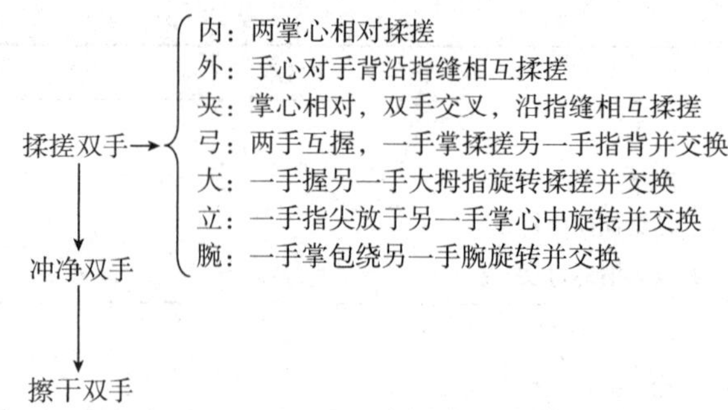

【操作易出现问题提示】

1. 揉搓时稍用力。
2. 注意清洗指甲、指尖、指缝和指关节等易污染的部位。

【考核标准】

洗手法考核评分标准

班级______ 学号______ 姓名______ 操作时间______ 成绩______

序号	项目	分值	内容	扣分
1	护士准备	10	着装整洁、卷袖过前臂中段	
2	用物准备	10	洗手池、洗手液、小毛巾	
3	环境准备	10	整洁、宽敞	
4	湿润双手	5	将双手淋湿	
5	涂洗手液	5	洗手液涂抹于双手及手腕	
6	揉搓双手	4	内：两掌心相对揉搓	
		6	外：手心对手背沿指缝相互揉搓	
		6	夹：掌心相对，双手交叉，沿指缝相互揉搓	
		6	弓：两手互握，一手掌揉搓另一手指背并交换	
		6	大：一手握另一手大拇指旋转揉搓并交换	
		6	立：一手指尖放于另一手掌心中旋转并交换	
		6	腕：一手掌包绕另一手腕旋转并交换（腕上10cm）	
7	冲净双手	5	流水冲净双手	
8	擦干双手	5	用毛巾擦干双手	
9	总体评价	10	动作熟练规范	

注：每个洗手部位揉搓10次，双手揉搓时间不少于15s。

实训四　无菌技术操作

【目的】

在医疗、护理操作中，防止一切微生物侵入人体和防止无菌物品、无菌区域被污染的操作技术。

【用物】

1. 无菌持物钳：无菌持物钳一把，放于宽口有盖容器内。无菌容器：无菌贮槽（内盛治疗碗、镊子、导尿管、药杯2个）、无菌棉球罐、无菌纱布罐、无菌包（无菌治疗巾2块），无菌洞巾包（洞巾1块）。无菌溶液一瓶。一次性无菌橡胶手套1副。

2. 治疗单（卡）、签字笔、弯盘。

【操作流程】

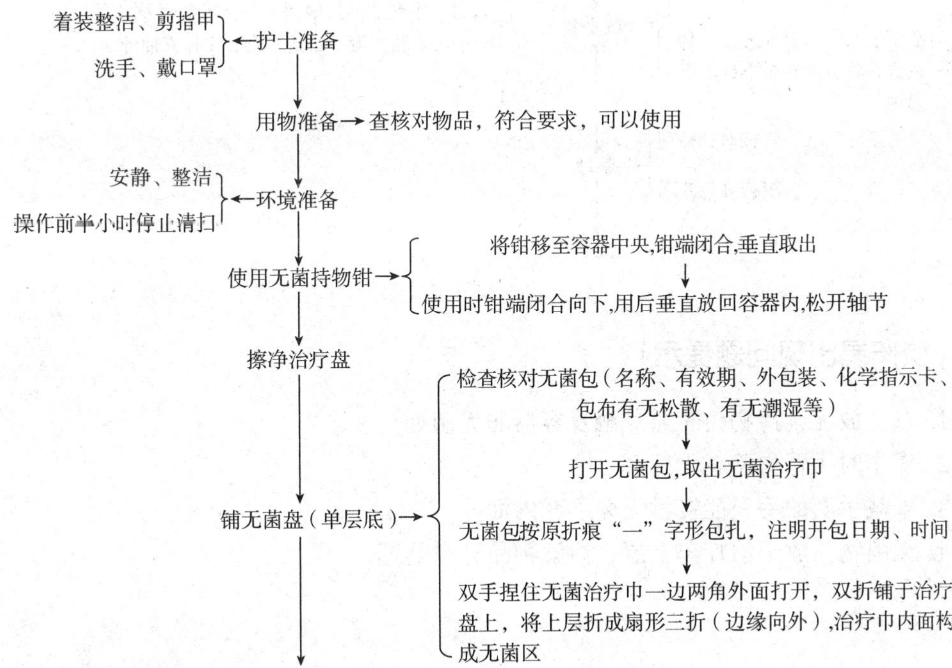

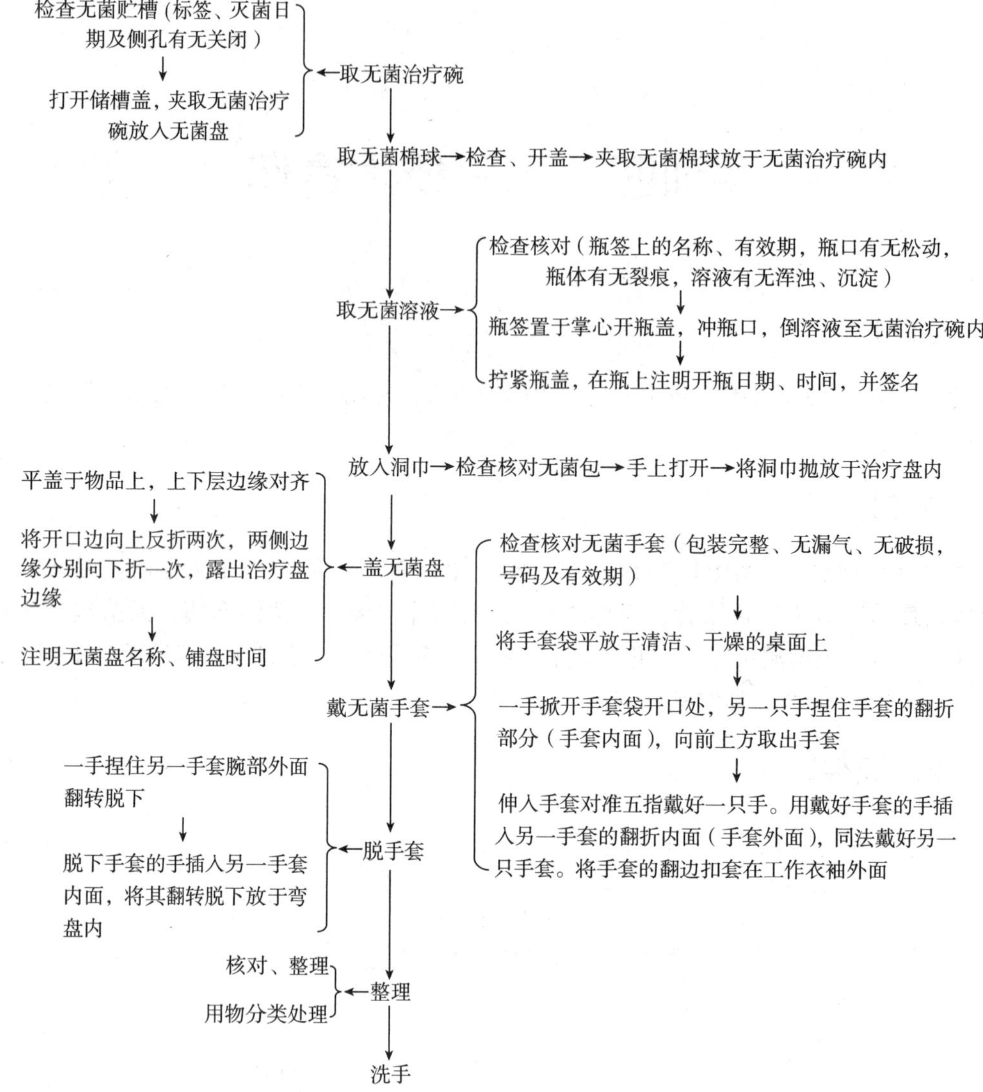

【操作易出现问题提示】

1. 取、放无菌持物钳时避免触及容器非无菌处。
2. 操作时手臂勿跨越无菌区。
3. 未戴手套的手只能接触无菌手套内面。
4. 无菌物品放于治疗车上层，污染物品分类处理。

【考核标准】

无菌技术操作考核评分标准

班级______ 学号______ 姓名______ 操作时间______ 成绩______

序号	项目	分值	内容	扣分
1	护士准备	10	衣帽整齐，符合要求。修剪指甲、洗手、戴口罩	
2	用物准备	10	备齐无菌操作用物，摆放合理	
3	环境准备	10	环境整洁、干燥、宽敞	
4	无菌包使用	2	查看无菌包的名称、包装及有效期等	
		2	打开无菌包外层包布	
		2	取治疗巾	
		2	按原折痕“一”字形包扎	
		2	注明开包日期、时间。口述有效时间	
5	无菌持物钳使用	2	垂直取放无菌持物钳，且闭合钳端	
		4	取放无菌持物钳时，钳端不触及容器口缘和液面以上内壁	
		2	用无菌持物钳时钳端向下	
		2	放回无菌持物钳时，松开轴节，盖好容器盖子	
6	铺无菌盘	2	打开无菌包操作规范	
		2	夹取无菌巾放入治疗盘内，将上层折成扇形，边缘向外	
		2	边缘反折正确	
7	使用无菌容器	2	查看无菌储物槽的名称、有效期及侧孔是否关闭	
		4	手持无菌容器的外面开盖，内面向上，不跨越无菌区	
		2	取治疗碗（棉球）	
		2	用毕及时盖严	
8	取用无菌溶液	2	查看无菌溶液的名称、有效期及溶液质量	
		2	瓶签置于掌心，开瓶盖，冲洗瓶口，原处倒出	
		2	注明开瓶日期、时间。口述有效时间	
9	盖无菌盘	2	上下层治疗巾边缘对齐	
		2	中间开口处向上折两次，两侧边缘分别向下折一次	
		2	注明无菌盘名称、铺盘时间，口述有效时间	
10	戴脱无菌手套	2	查看手套的号码及有效期	
		2	取手套、戴手套方法正确	
		2	将手套的翻边扣套在工作衣袖外面	
		2	检查手套有无破损，如有滑石粉应冲洗干净	
		2	翻转手套腕部边缘，脱手套放于弯盘内	
11	整理用物、洗手	2	分类处理（口述）	
12	总体评价	10	操作熟练，不违反无菌操作原则	

实训五　穿、脱隔离衣

【目的】

保护患者和工作人员，避免交叉感染和自身感染的发生，防止病原体传播。

【用物】

1. 隔离衣1件。
2. 消毒洗手用物。

【操作流程】

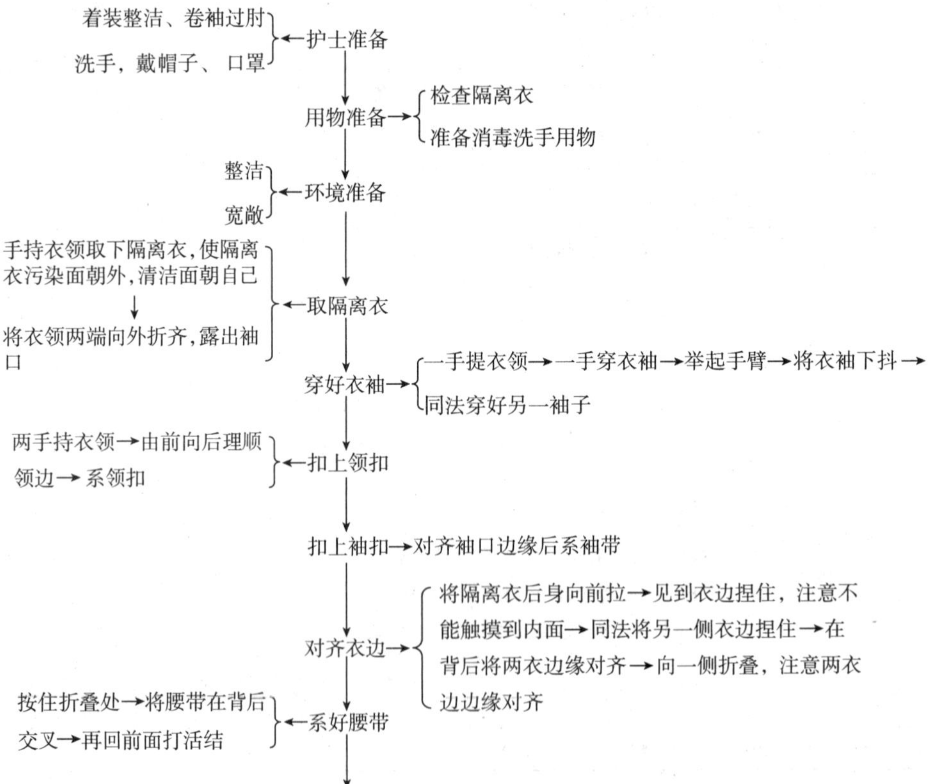

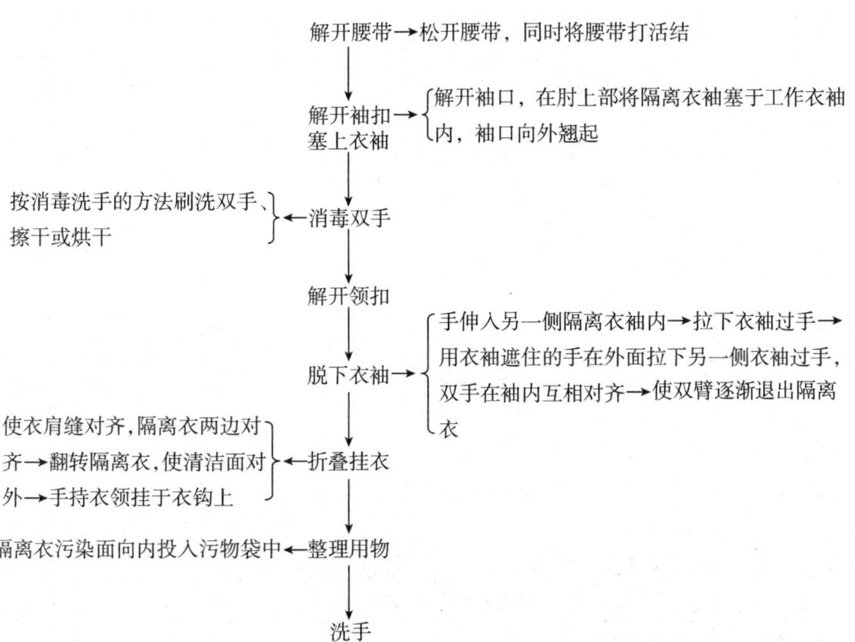

口诀：手提衣领穿左手，再穿右手齐上抖，系好领扣系袖口，折襟系腰半曲肘。
解开腰带解袖口，塞上衣袖消毒手，解开领扣退衣袖，对齐肩缝挂衣钩。

【操作易出现问题提示】

1. 衣领内、外均为清洁面，避免污染。
2. 折襟系腰时避免下颌接触隔离衣污染。
3. 折襟系腰时背后隔离衣尽量遮盖工作服。
4. 脱隔离衣塞衣袖时避免污染前臂。

【考核标准】

穿、脱隔离衣考核评分标准

班级______　学号______　姓名______　操作时间______　成绩______

序号	项目	分值	内容	扣分
1	护士准备	10	衣帽整齐，符合要求。洗手、戴口罩	
2	用物准备	5	备齐隔离衣及消毒洗手用物	
3	环境准备	5	穿脱隔离衣空间较大	

续表

序号	项目	分值	内容	扣分
4	穿衣	3	取下手表	
		3	卷袖过肘	
		3	手持衣领取下隔离衣，使清洁面朝自己	
		5	穿衣袖	
		5	系领口	
		5	系袖带	
		5	系腰带	
		3	穿隔离衣时不污染工作服、脸、领口等处	
5	脱衣	3	解腰带，在腰前打一活结	
		5	解开袖口，塞袖于工作衣袖内	
		5	刷手顺序正确	
		5	冲手时污水流向正确	
		5	解开领口	
		5	退衣袖	
		3	双手持领折好隔离衣挂于衣钩上	
6	整理用物	5	将用物分类处理	
7	洗手	2	按消毒洗手的方法刷洗双手，擦干或烘干	
8	总体评价	10	操作熟练，不违背操作原则、用物处理得当	

实训六　体温、脉搏、呼吸测量法

【目的】

通过观察体温、脉搏、呼吸的变化，了解患者情况，为诊断、治疗、护理提供依据。

【用物】

1. 体温测量用物：放消毒体温计的容器、放污染体温计的装有消毒液的容器、浸消毒液的纱布、有秒针的表、记录本、笔。若测肛温需另备润滑油、棉签及卫生纸。
2. 脉搏测量用物：秒表、记录本、笔，必要时备听诊器。
3. 呼吸测量用物：秒表、记录本、笔，必要时备少许棉花。

【操作流程】

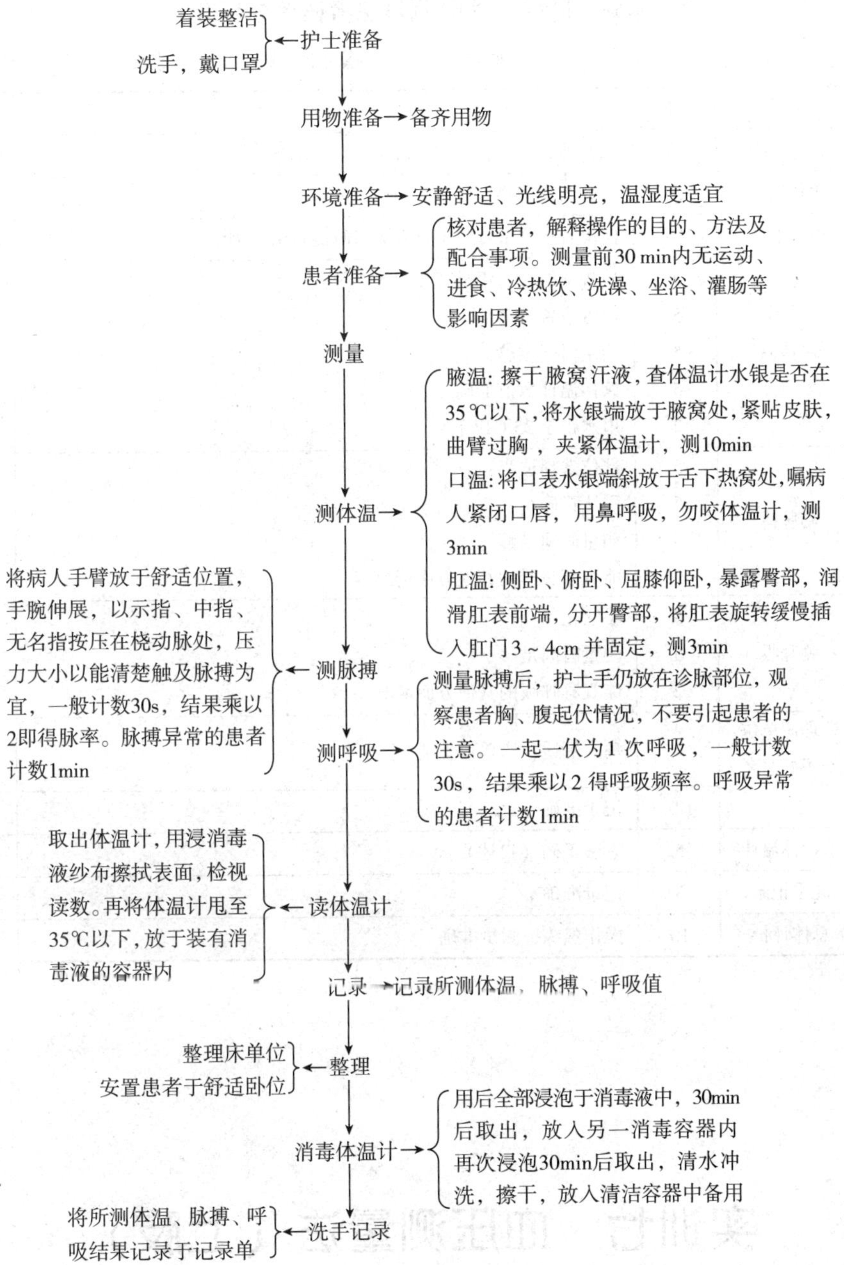

【操作易出现问题提示】

1. 测量前30min排除影响因素。
2. 根据病情选择合适的测量部位、方法。

【考核标准】

体温、脉搏、呼吸测量法考核评分标准

班级______ 学号______ 姓名______ 操作时间______ 成绩______

序号	项目	分值	内容	扣分
1	护士准备	10	衣帽整齐，符合要求。洗手、戴口罩	
2	用物准备	10	备齐测量用物	
3	患者准备	10	向患者进行解释，了解有无影响测量值的因素	
4	测体温	2	检查体温计水银是否在35℃以下	
		5	放置位置合适	
		5	测量时间足够	
		5	读体温计数值准确	
		2	甩水银至35℃以下	
5	测脉搏	5	部位选择适当	
		5	手法正确	
		5	测量时间足够	
		2	能观察脉搏的其他方面情况	
6	测呼吸	5	手法正确	
		5	测量时间足够	
		2	能观察呼吸的其他方面情况	
7	整理床单位安置好患者	2	病人舒适，床单位整洁	
8	记录	2	记录准确	
9	消毒体温计	5	方法正确（口述）	
10	洗手记录	3	记录准确	
11	总体评价	10	操作熟练，测量准确	

实训七　血压测量法（上肢）

【目的】

1. 观察血压变化情况，了解病人循环系统情况。
2. 协助诊断。

【用物】

血压计、听诊器、笔、记录纸。

【操作流程】

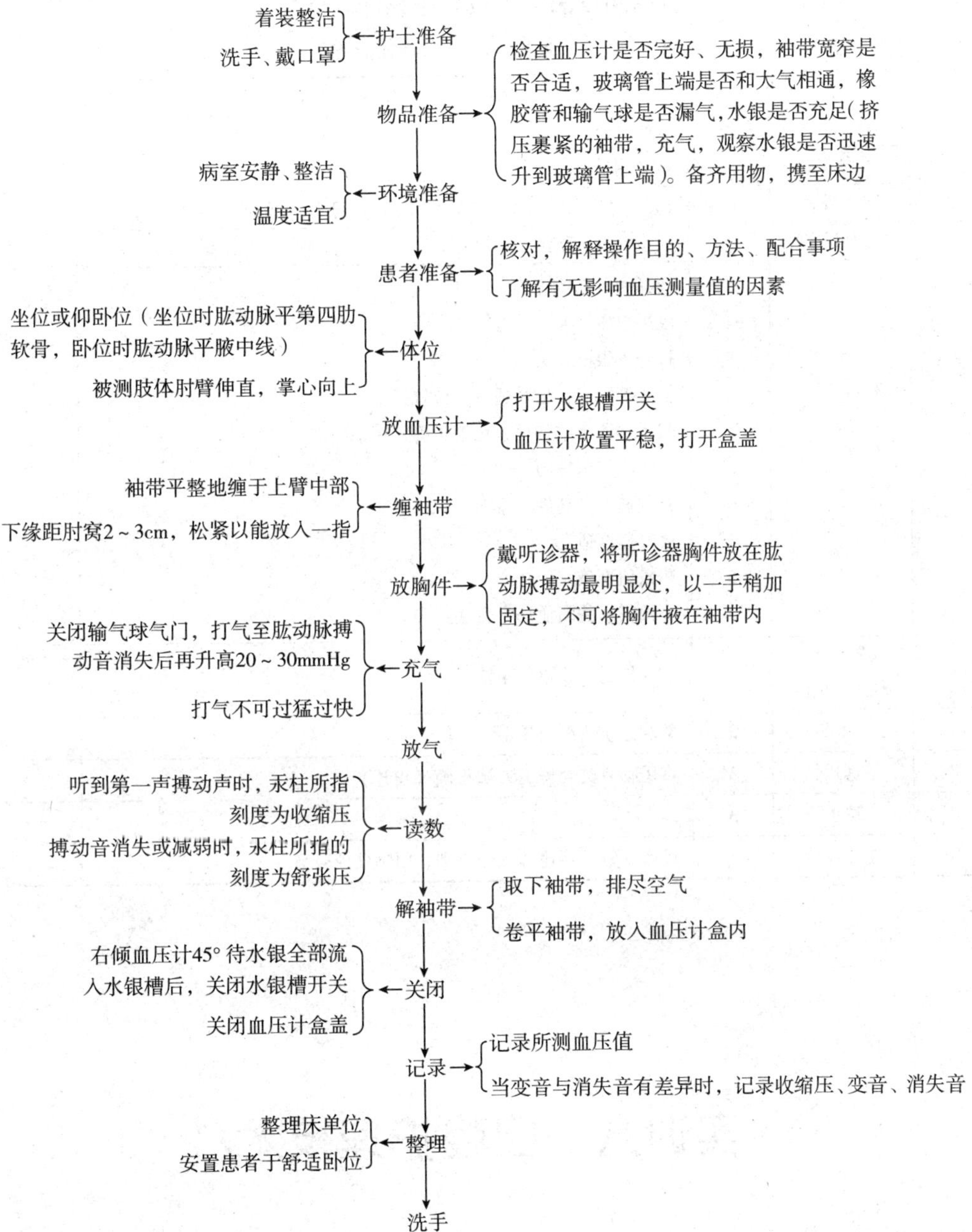

【操作易出现问题提示】

1. 测量前后注意开、关水银槽开关。

2. 缠袖带下缘距肘窝 2～3cm，避免听诊器胸件置于袖带下。
3. 充气速度不宜过猛，放气速度不宜过快。
4. 重测时汞柱降到“0”点，片刻后再测量。

【考核标准】

血压测量法（上肢）考核评分标准

班级______ 学号______ 姓名______ 操作时间______ 成绩______

序号	项目	分值	内容	扣分
1	护士准备	10	衣帽整齐，符合要求。洗手、戴口罩	
2	用物准备	10	备齐测量血压的用物	
3	患者准备	10	核对、解释，让患者测血压前安静休息 20～30min	
4	环境准备	10	病室安静、整洁、温度适宜	
5	测量血压	5	选择测量部位正确	
		3	放平血压计	
		3	打开水银槽开关	
		5	平整缠袖带，松紧适宜，位置正确	
		5	戴听诊器，放胸件，位置正确，用手固定	
		3	关闭输气球气门	
		3	充气速度、高度适宜	
		3	放气速度适宜	
		5	测量值准确	
		3	收袖带、关闭血压计方法正确	
6	安置病人、整理床单位	3	病人舒适，床单位整洁	
7	记录	3	准确记录所测血压值	
8	整理用物	3	将用物分类处理，方法正确（口述）	
9	洗手	3		
10	总体评价	10	操作熟练，不违背操作原则、用物处理得当	

实训八　口腔护理技术

【目的】

1. 清除口腔内残留物质，保持口腔清洁，预防口腔感染等并发症的发生。

2. 湿润口腔。

3. 清除口腔异味，增进患者的食欲。

4. 观察口腔黏膜、舌苔、牙龈等处的变化及特殊的口腔气味。

【用物】

1. 治疗盘内备

（1）口腔护理包：治疗碗内盛干棉球至少 14 个（根据病情酌情增加）、弯血管钳、镊子、压舌板、弯盘、纱布、治疗巾。

（2）杯子（内盛漱口液）、吸水管、手电筒、棉签、外用药、漱口液。必要时备张口器。

2. 常用外用药：液状石蜡、锡类散、新霉素、冰硼散、制霉菌素甘油、西瓜霜、金霉素甘油等。

3. 常用漱口液：生理盐水。

【操作流程】

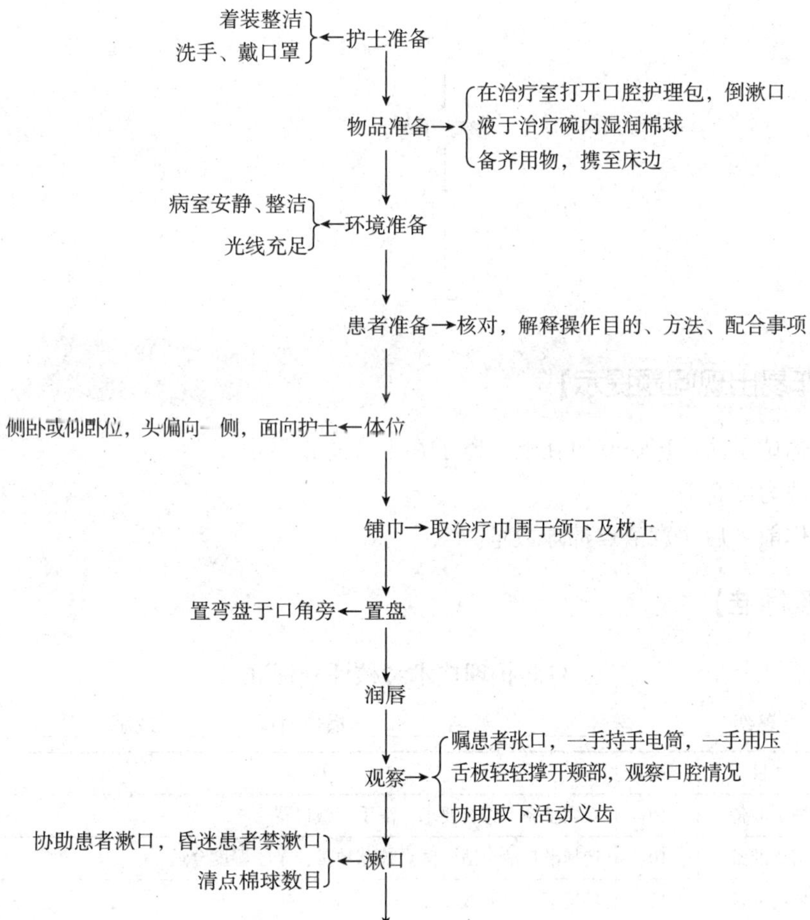

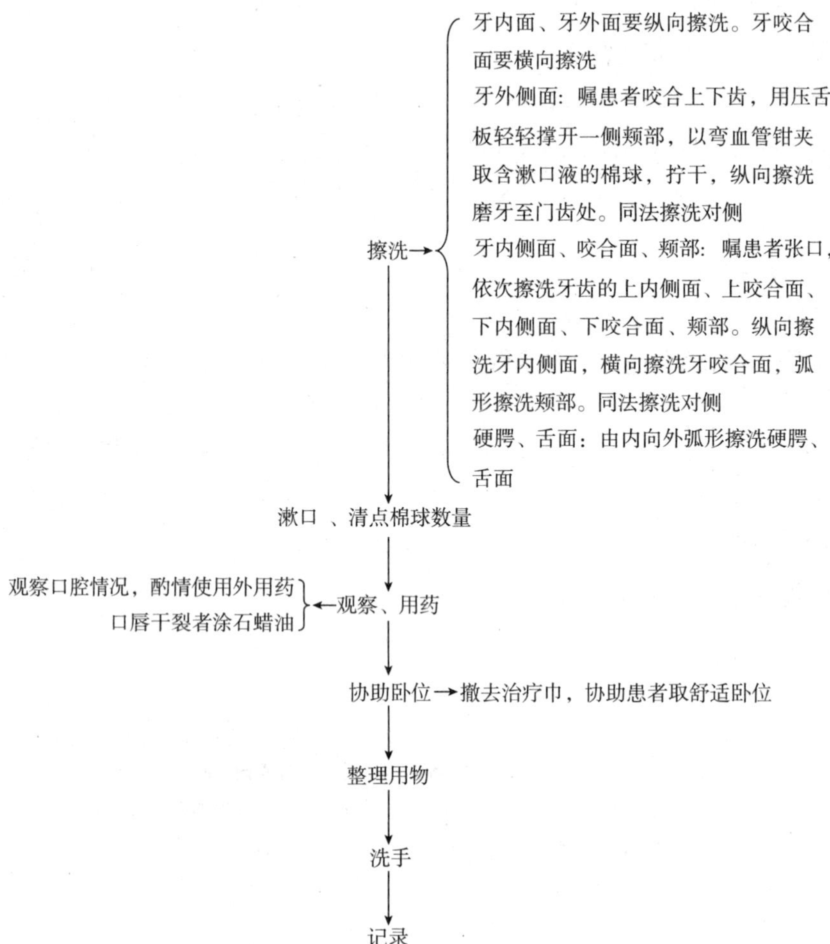

【操作易出现问题提示】

1. 拧棉球手法：弯血管钳在上，镊子在下，防止污染。
2. 擦洗力度合适。
3. 操作前、后注意清点棉球数量。

【考核标准】

口腔护理技术考核评分标准

班级______ 学号______ 姓名______ 操作时间______ 成绩______

序号	项目	分值	内容	扣分
1	护士准备	10	衣帽整齐，符合要求。洗手、戴口罩	
2	用物准备	10	选择漱口液合适，清点棉球数量，干、湿度合适	
3	环境准备	10	环境清洁，光线充足	

续表

序号	项目	分值	内容	扣分
4	患者准备	10	核对患者，进行解释	
5	卧位	2	协助患者侧卧，面向护士	
6	铺巾、置盘	2	位置正确	
7	湿润口唇	2		
8	观察口腔情况	5	观察内容较全（口述）	
9	取义齿	2	义齿保存合理（口述）	
10	漱口	2	清醒者协助漱口，昏迷患者禁止漱口。清点棉球数量	
11	擦洗口腔各面	5 5 5 5 2	按顺序，无遗漏部位 各处擦洗手法正确 一次一个棉球，拧棉球手法正确 无棉球遗留在口腔 患者无恶心、呛咳等不适	
12	漱口	2	醒者协助漱口，昏迷患者禁止漱口。清点棉球数量	
13	观察，酌情使用外用药、涂石蜡油	5	能根据病情合理选用外用药（口述）	
14	安置好病人，整理床单位	2	病人舒适，床单位整洁	
15	记录	2		
16	手法轻柔，关心病人	2		
17	总体评价	10	操作熟练，无多余动作，省时节力	

实训九　乙醇拭浴

【目的】

为高热患者降低体温。

【用物】

1. 治疗盘内：治疗碗盛 25% ~35% 乙醇 200 ~300mL，大毛巾、小毛巾或纱布 2

块，热水袋及套，冰袋及套，清洁衣裤。

2. 便盆、便盆巾、屏风。

【操作流程】

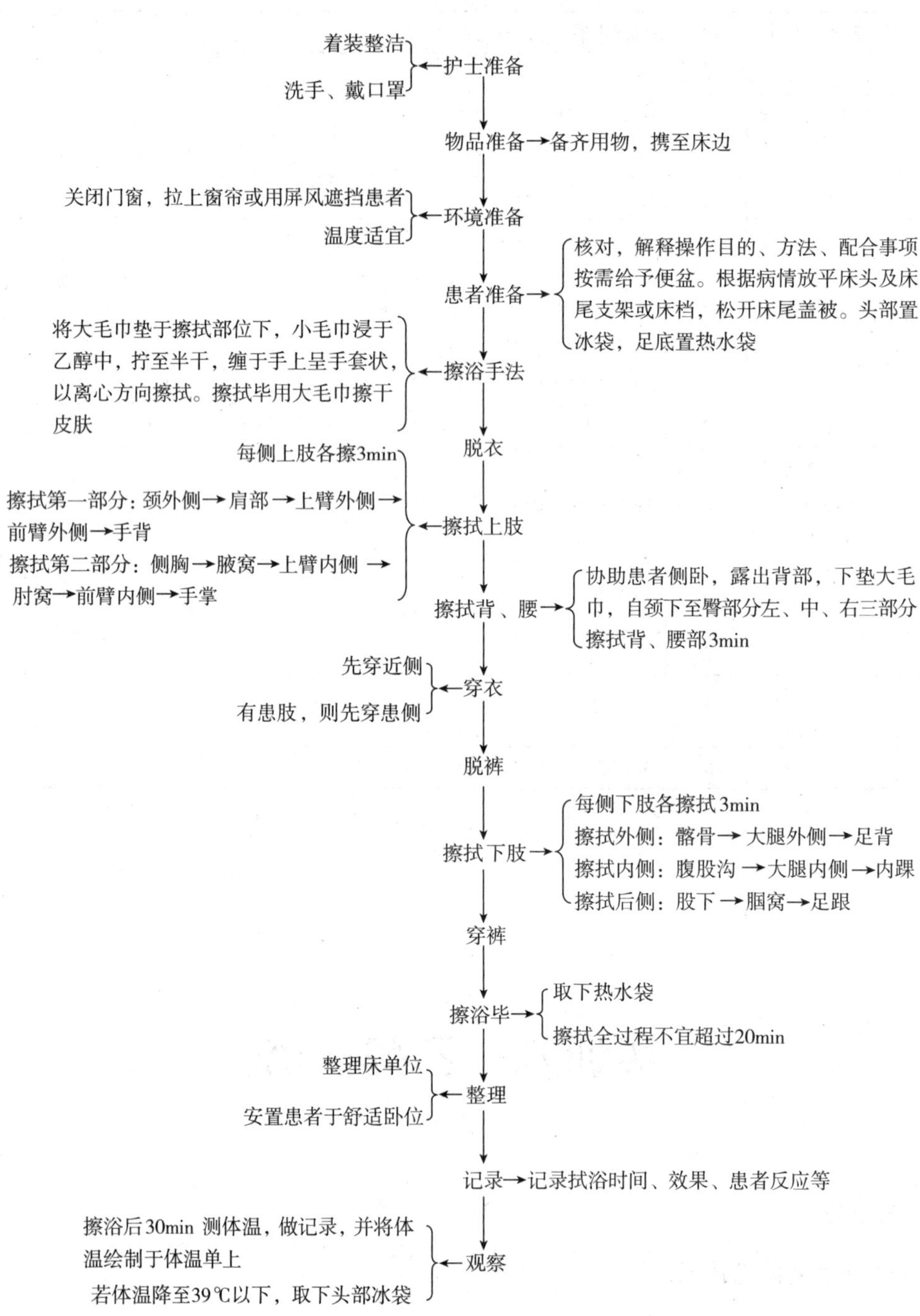

【操作易出现问题提示】

1. 避免暴露过多，着凉。
2. 边操作、边观察病情。
3. 禁擦胸前区、腹部、后颈部、足底。
4. 擦浴完毕取下热水袋，体温降至39℃以下，取下冰袋。

【考核标准】

乙醇拭浴考核评分标准

班级______　学号______　姓名______　操作时间______　成绩______

序号	项目	分值	内容	扣分
1	护士准备	10	衣帽整齐，符合要求。洗手、戴口罩	
2	用物准备	10	备齐用物，乙醇浓度正确	
3	环境准备	10	关闭门窗，拉窗帘，屏风遮挡患者	
4	患者准备	2 2 5	核对患者，进行解释 按需给予便盆 冰袋、热水袋放置正确	
5	脱衣	2	顺序正确	
	擦拭上肢	5	擦拭手法、顺序正确	
6	擦拭背、腰部	5	擦洗手法、顺序正确	
	穿衣	2	顺序正确	
	脱裤	2	顺序正确	
7	擦拭下肢	5	擦洗手法、顺序正确	
	穿裤	2	顺序正确	
8	擦拭结束	5	时间适宜，撤离热水袋	
9	洗手	2		
	整理用物	2 2	整理床单位，助患者取舒适卧位 用物处理得当	
	记录	2	记录正确	
10	观察	5 5 5	擦浴后30min测体温，做记录 体温单绘制正确 若体温降至39℃以下，取下头部冰袋	
11	总体评价	10	操作熟练，省时节力，注意避免患者受凉	

实训十 压疮的预防和护理

【目的】

1. 促进血液循环，预防压疮等并发症的发生。
2. 增强内分泌与神经系统的功能，提高机体免疫力和抗病能力。
3. 减轻组织的压迫，缓解肌肉组织紧张与疲劳。
4. 观察患者的一般状况，满足生理及心理需求。

【用物】

浴巾、毛巾、50%乙醇、润滑剂、清洁衣裤、屏风，必要时备便器及盖布。

【操作流程】

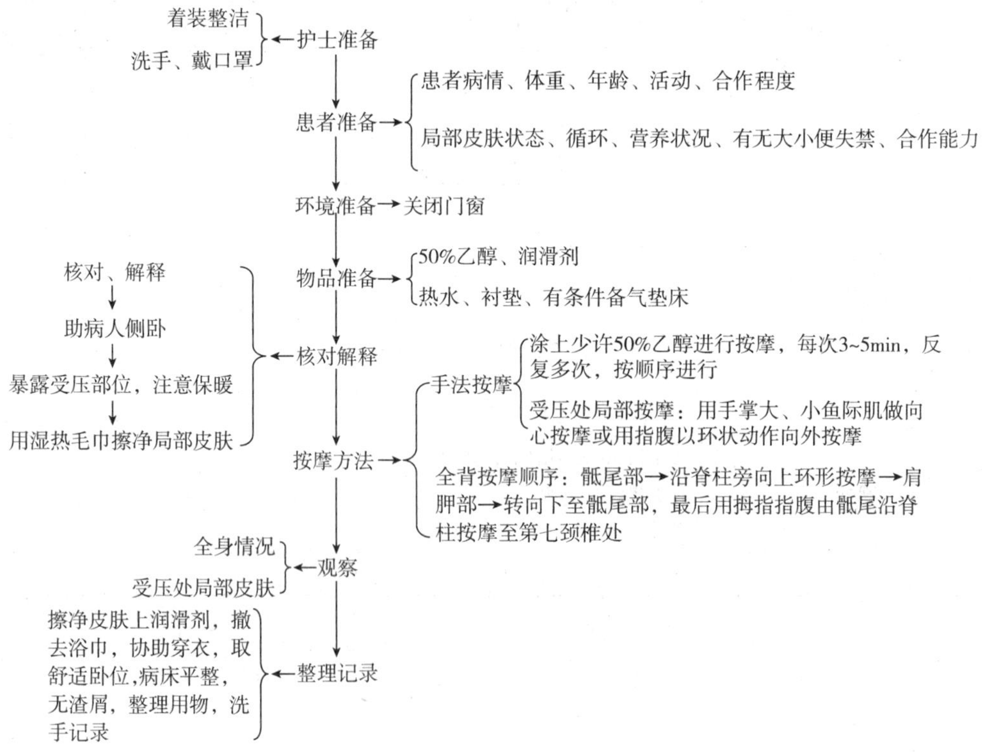

【操作易出现问题提示】

1. 按摩手法由下而上、力量由轻到重，再由重到轻。
2. 局部皮肤压迫后呈现反应性充血时，不做按摩。
3. 避免暴露过多，着凉。

【考核标准】

压疮的预防和护理考核评分标准

班级______　学号______　姓名______　操作时间______　成绩______

序号	项目	分值	内容	扣分
1	护士准备	10	衣帽整齐，符合要求。洗手、戴口罩	
2	用物准备	10	准备50%乙醇、润滑剂、热水、衬垫等	
3	环境准备	10	环境清洁，光线充足，关闭门窗	
4	患者准备	10	核对患者，进行解释	
5	卧位	2	取侧卧位背朝向护士 脱上衣，露背部	
6	按摩背部	5 5 5 5 5	取50%乙醇于手掌涂匀 手掌紧贴骶尾部皮肤 沿脊柱向上环形按摩至肩胛部，再从肩胛部至骶尾部 由轻到重，由重到轻 每次3～5min，反复多次，按顺序进行（口述）	
7	受压处局部按摩	5 5	用手掌大、小鱼际肌做向心按摩 或用指腹以环状动作向外按摩	
8	观察皮肤	5 2	全身情况 受压处局部皮肤	
9	安置好病人，整理床单位	2	病人舒适，病床平整，无渣屑 必要时，更换被单	
10	记录、洗手	2		
11	关心病人	2		
12	总体评价	10	操作熟练，无多余动作，省时节力	

实训十一　鼻饲技术

【目的】

供给食物营养液和药物以维持机体营养和患者治疗的需要。

【用物】

1. 治疗盘内置鼻饲包（治疗碗、镊子、止血钳、压舌板、纱布、治疗巾）。

2. 石蜡油、棉签、胶布、别针、听诊器、手电筒、弯盘、鼻饲液（38℃ ~40℃）、温开水、一次性硅胶胃管、一次性 20mL 注射器。

【操作流程】

【插入胃管】

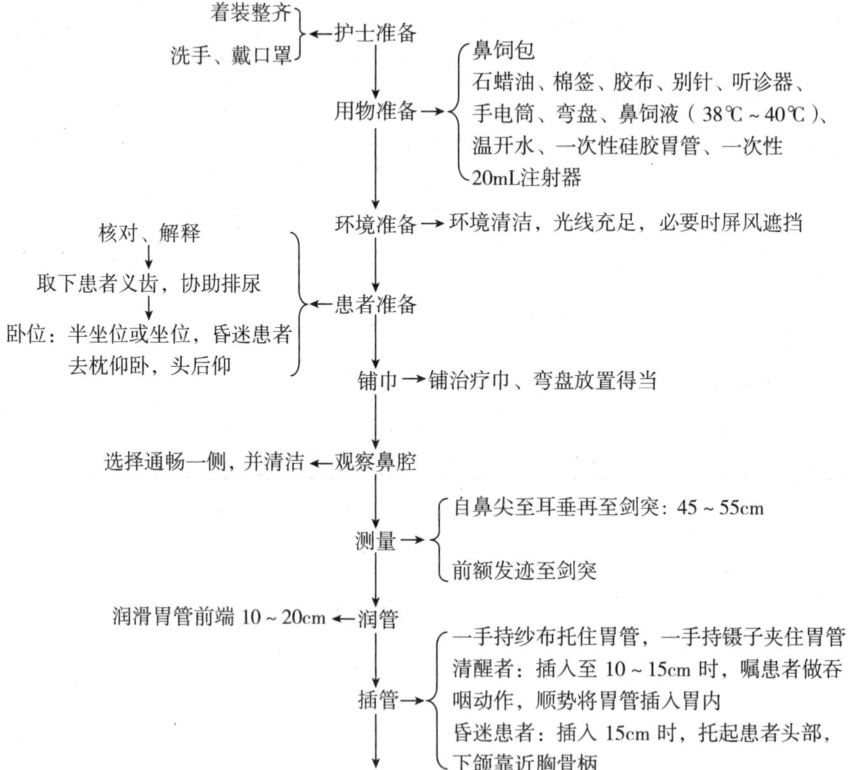

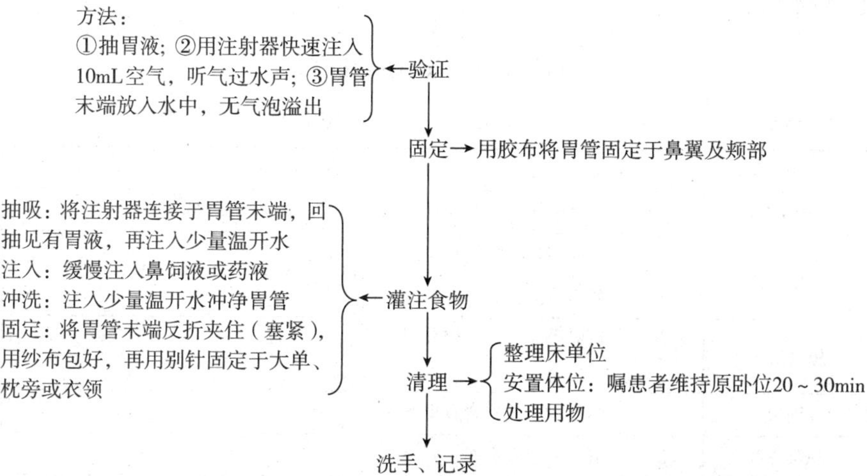

【拔出胃管】

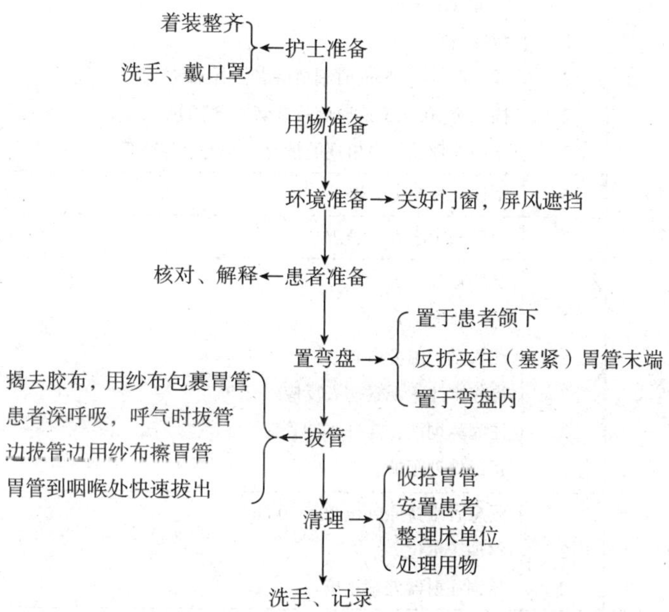

【操作易出现问题提示】

1. 插至咽喉部时，清醒者做吞咽动作；昏迷者托起头部，下颌靠近胸骨柄。

2. 插管过程如出现恶心、呕吐，应暂停片刻，嘱患者做深呼吸，待缓解后再插入；若出现呛咳、呼吸困难、发绀，应立即拔管，休息片刻后重新插入；若出现插入不畅，应将胃管抽出少许，再小心向前推进或检查患者咽部。

3. 每次注食前，先确认胃管是否在胃内。

【考核标准】

鼻饲技术考核评分标准

班级______ 学号______ 姓名______ 操作时间______ 成绩______

序号	项目	分值	内容	扣分
1	护士准备	10	衣帽整齐，符合要求。修剪指甲、洗手、戴口罩	
2	用物准备	5	备齐用物，摆放妥当	
3	环境准备	5	环境清洁，必要时屏风遮挡	
4	患者准备	2	核对患者，进行解释	
		2	体位合适	
5	铺巾	2	治疗巾、放置弯盘得当	
6	观察鼻腔	2	清洁并观察鼻腔	
7	测量	5	测量胃管插入长度方法正确，不污染胃管，做标记	
8	润管	2	润滑胃管前端 15 ~ 20cm	
9	插管	5	插管方法正确	
		2	深度适宜	
		2	插入至 10 ~ 15cm 时嘱清醒者做吞咽动作	
		2	插入至 10 ~ 15cm 时将昏迷者头部托起	
		2	正确处理插管中出现的情况（恶心、咳嗽等）	
10	验证胃管在胃内	5	掌握三种验证方法	
11	固定胃管	2	胃管固定牢固、美观	
12	灌注食物	2	鼻饲步骤正确	
		2	鼻饲速度适宜	
		2	注入量、温度适宜	
		2	操作中注意观察病人反应	
		2	注完鼻饲液，温开水冲管	
		2	正确处理管端	
13	清理	2	嘱患者维持原卧位 20 ~ 30min	
		2	整理床单位	
		2	鼻饲注射器处理正确	
14	洗手、记录	2	正确记录	
15	拔管	2	护士、物品、环境准备妥当	
		2	核对、解释	
		5	拔管方法正确	
		2	清理方法正确	
		2	患者安置舒适	
		2	洗手、记录	
16	总体评价	10	操作熟练，动作轻、稳、患者无不良反应	

实训十二　导尿技术及护理（女病人）

【目的】

1. 为尿潴留患者排放尿液解除痛苦。

2. 协助临床诊断，如收集无菌尿标本，进行细菌培养等；检查膀胱功能，如测定膀胱容量、压力及残余尿量等；进行膀胱或尿道造影时注入造影剂。

3. 协助临床治疗，如为膀胱肿瘤患者注入化疗药等。

【用物】

1. 消毒外阴用物：治疗碗（内盛消毒棉球 10 余个）、血管钳 1 把、弯盘 1 个，一次性手套 1 只。

2. 治疗盘内：无菌导尿包（治疗碗 1 个，弯盘 1 个，导尿管 10、12 号各 1 个，小药杯 1 个内盛 4 个棉球，血管钳 2 把，润滑油棉球瓶 1 个，标本瓶 1 个，洞巾 1 块）、无菌持物镊、无菌手套、消毒溶液。

【操作流程】

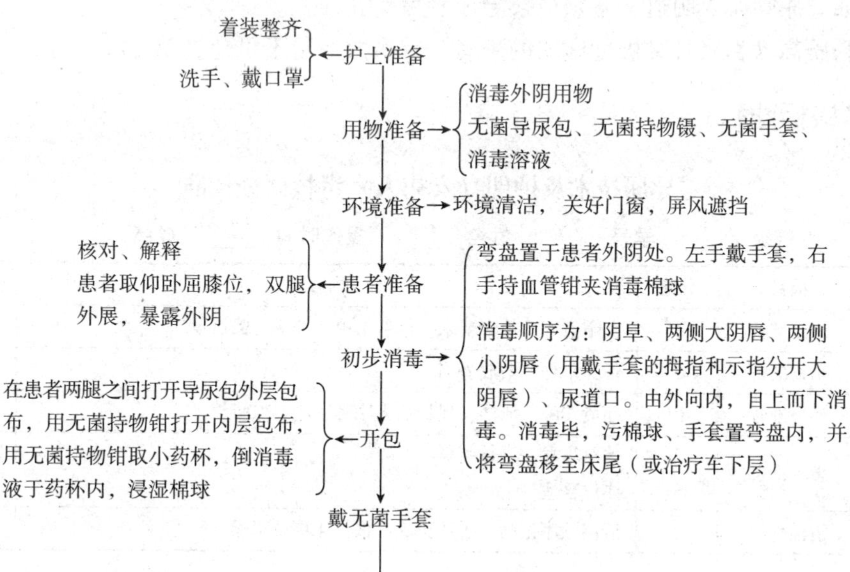

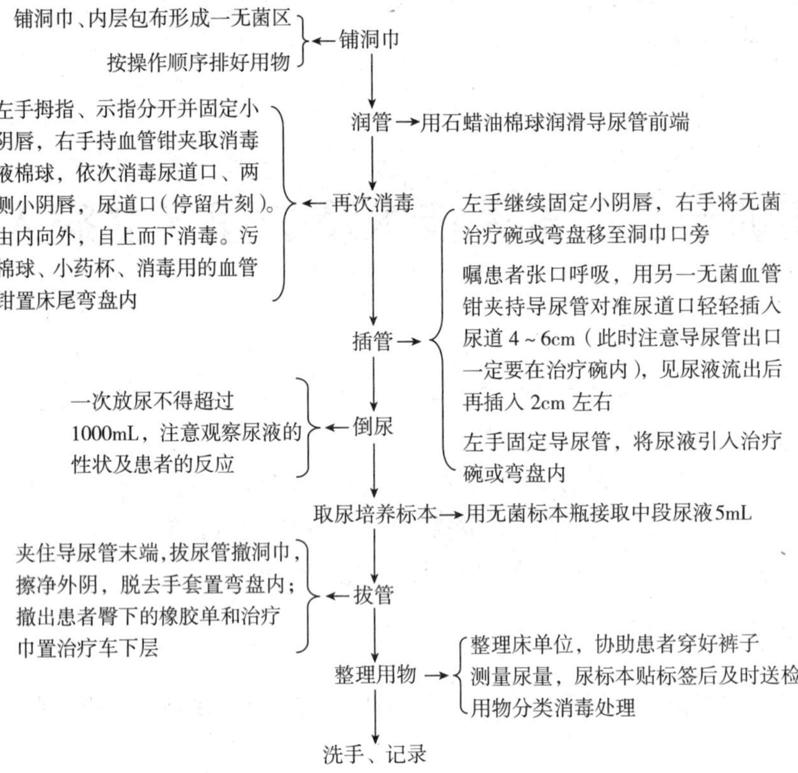

【操作易出现问题提示】

1. 铺洞巾时勿跨越无菌区。
2. 注意两次消毒外阴顺序。
3. 如导尿管误入阴道，必须更换导尿管后重新插入。
4. 膀胱高度膨胀且又极度虚弱的患者，首次放尿量不可超过 1000mL。

【考核标准】

导尿技术及护理（女病人）考核评分标准

班级______ 学号______ 姓名______ 操作时间______ 成绩______

序号	项目	分值	内容	扣分
1	护士准备	10	衣帽整齐，符合要求。修剪指甲、洗手、戴口罩	
2	用物准备	5	备齐用物，摆放妥当	
3	环境准备	10	环境安静，清洁，保护病人隐私，注意保暖	
4	患者准备	2	核对患者，进行解释	
		5	体位合适	
5	清洁外阴	2	清洁顺序正确，手法正确，保持床单位干燥	

续表

序号	项目	分值	内容	扣分
6	消毒外阴	5	顺序正确，手法正确，一个棉球只用一次	
7	开导尿包	10	形成较大无菌区，无污染	
8	倒消毒液	2	无外溅	
9	戴无菌手套	2	无污染	
10	铺洞巾	2	无污染	
11	摆放用物	2	按操作顺序物品摆放得当	
12	润管	2		
13	再次消毒	5	顺序正确，手法正确，一个棉球只用一次	
14	插管	5	方法正确，深度合适，动作轻柔	
15	留标本	5	取标本方法正确，无污染	
16	拔管	2	方法正确，动作轻柔，并擦净外阴	
17	处理	2 2 2 2 2	整理床单位 协助患者穿好衣裤，取舒适体位 开窗通风 标本及时送检，测量尿量 物品分类消毒处理妥当	
18	洗手	2		
19	记录	2	正确记录	
20	总体评价	10	操作熟练，遵守无菌原则，患者无不适感	

实训十三　大量不保留灌肠技术

【目的】

1. 清除粪便，排除肠内积气。
2. 清洁肠道，为肠道手术、检查或分娩做准备。
3. 稀释和清除肠道内的有害物质，减轻中毒。
4. 灌入低温液体，使高热患者降温。

【用物】

1. 治疗盘内：灌肠筒一套（橡胶管连接玻璃接管）、肛管、血管钳、润滑剂、棉签、弯盘、卫生纸、橡胶单、治疗巾、水温计、手套。

2. 筒内盛灌肠溶液：常用0.1%～0.2%的肥皂液、生理盐水。成人每次用量为500～1000mL，小儿200～500mL。溶液温度一般为39℃～41℃，降温时用28℃～32℃，中暑者用4℃。

3. 便盆及便盆巾、输液架、屏风。

【操作流程】

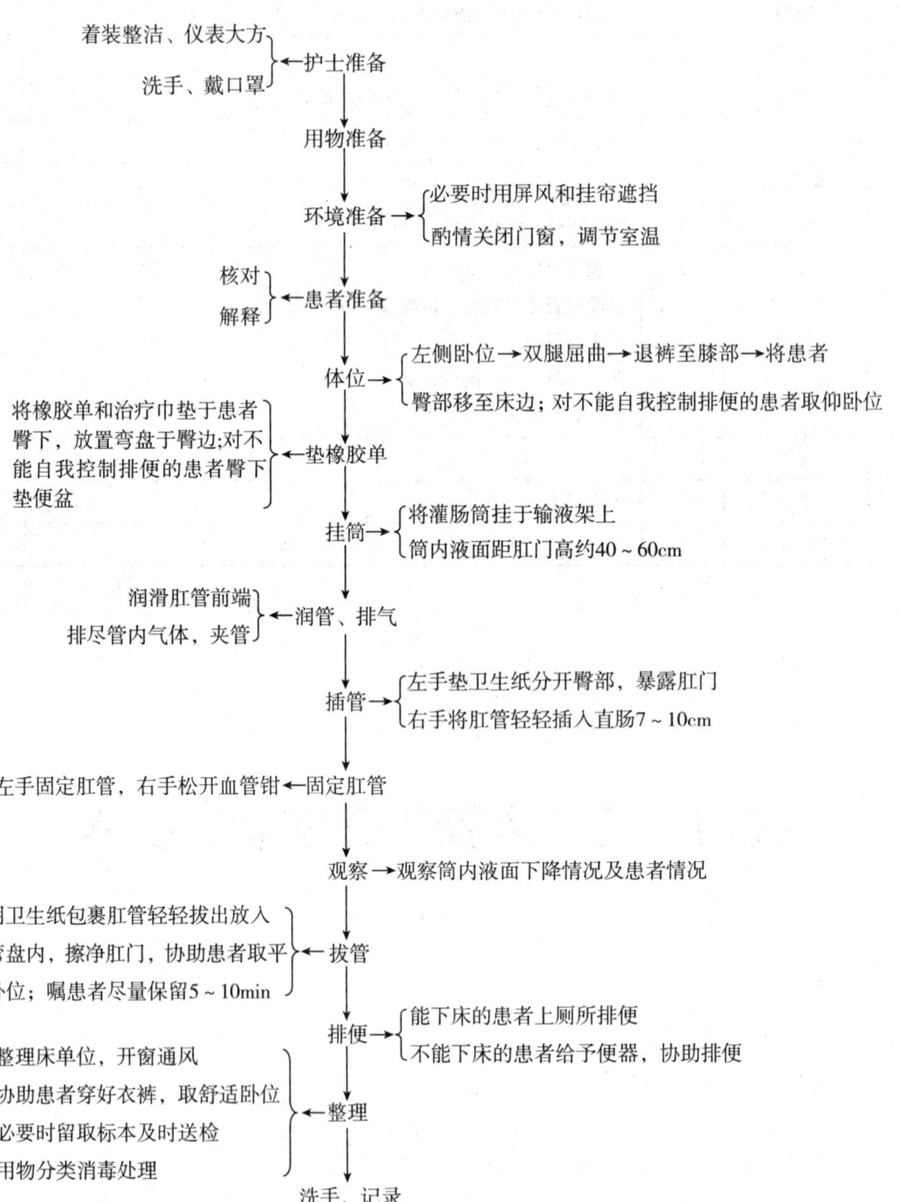

【操作易出现问题提示】

1. 患者取左侧卧位。
2. 边操作边观察患者病情。
3. 患者如有便意，嘱做深呼吸，并减慢液体流速。

【考核标准】

大量不保留灌肠技术考核评分标准

班级______ 学号______ 姓名______ 操作时间______ 成绩______

序号	项目	分值	内容	扣分
1	护士准备	10	衣帽整齐，符合要求。修剪指甲、洗手、戴口罩	
2	用物准备	3 5	备齐用物 灌肠溶液选择、配制正确（浓度、量、温度）	
3	环境准备	10	环境安静、清洁，注意保暖，保护患者隐私	
4	患者准备	3 5 2	核对患者，进行解释 体位合适 垫橡胶单、治疗巾	
5	挂筒	5	挂筒高度：40～60cm	
6	润滑肛管	3		
7	排气	2	排气方法正确	
8	插管	5	插管深度适宜	
9	固定肛管	5	手法正确	
10	观察	10 5	灌肠液流入情况 异常情况的处理	
11	拔管	5 2	手法正确 能告之患者保留时间	
12	处理	2 2 2	协助穿好衣裤，取舒适卧位 床单位清洁，开窗通风 用物分类消毒处理	
13	洗手	2		
14	记录	2	记录内容准确	
15	总体评价	10	操作轻巧、熟练，患者无严重不适感	

实训十四　口服给药法

【目的】

药物口服后经胃肠道黏膜吸收、利用，以达到防治和诊断疾病的作用。

【用物】

药盘或发药车、药杯、量杯、药匙、滴管、包药纸、研钵、纱布、治疗巾、小药卡、服药本、饮水管、小水壶（内盛温开水）。

【操作流程】

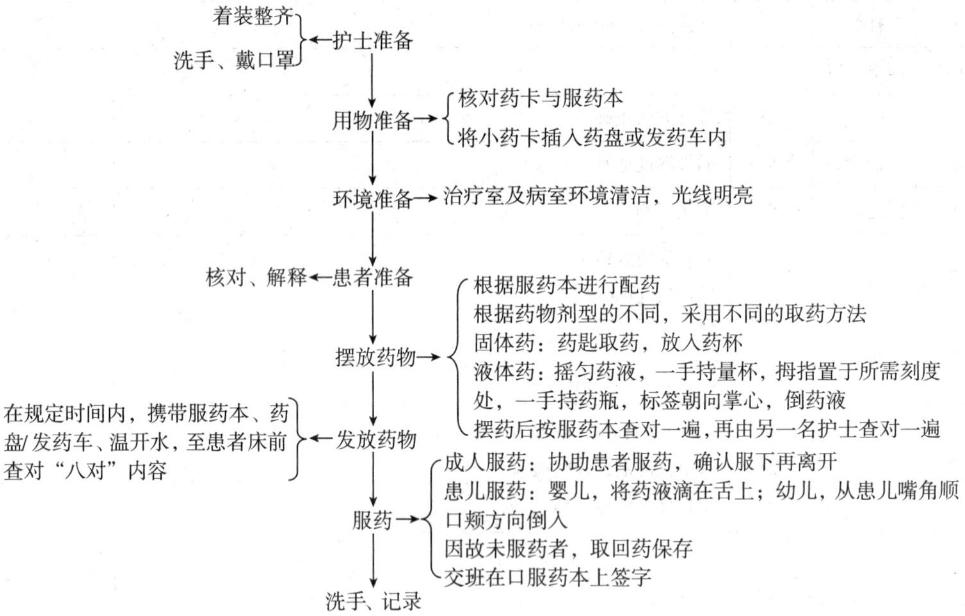

【操作易出现问题提示】

1. 仔细查对，一次只能取出一位患者的药物。
2. 患者提出疑问，必须重新核对，无误后耐心解释。
3. 患者服药后方可离开；患者不在，不可分发药物。

4. 油剂溶液或不足 1mL 的药液可先在杯内加入少量冷开水，然后放入药液。

【考核标准】

口服给药法考核评分标准

班级______　学号______　姓名______　操作时间______　成绩______

序号	项目	分值	内容	扣分
1	护士准备	10	衣帽整齐，符合要求 修剪指甲、洗手、戴口罩	
2	用物准备	4 4 4	核对医嘱及药物 检查药物 备齐用物	
3	环境准备	4	安静，清洁	
4	患者准备	4	核对患者，进行解释	
5	再次核对	10 8	查对药卡及药物，严格执行“三查八对” 经两人核对方可发药	
6	发药	4 4 6 4 4	发药时再次核对病人姓名及药名 安置病人，体位舒适，协助病人服药 正确掌握各种药物的服用方法，并看病人服下 病人因故不能及时服药时做好交班 收回药杯，集中处理	
7	再次核对	4	核对药物、患者	
8	观察	4	注意用药后反应，交代患者注意事项	
9	整理	4 4	整理床单位，助患者取舒适卧位 用物分类处理得当	
10	洗手、记录	4	记录服药时间	
11	总体评价	10	操作熟练，用物处理得当	

实训十五　超声雾化吸入法

【目的】

1. 湿化气道。
2. 吸入药液，达到消炎、解痉、镇咳、祛痰的作用。

3. 预防呼吸道感染，常用于胸部手术或呼吸道烧伤的患者。

4. 吸入抗癌药，治疗肺癌。

【用物】

1. 超声雾化机、螺纹管、口含嘴或面罩。

2. 水温计、药液、冷蒸馏水或冷开水。

3. 治疗巾或干毛巾。

4. 常用药物：氨茶碱、舒喘灵、庆大霉素、卡那霉素、α－糜蛋白酶、地塞米松等。

【操作流程】

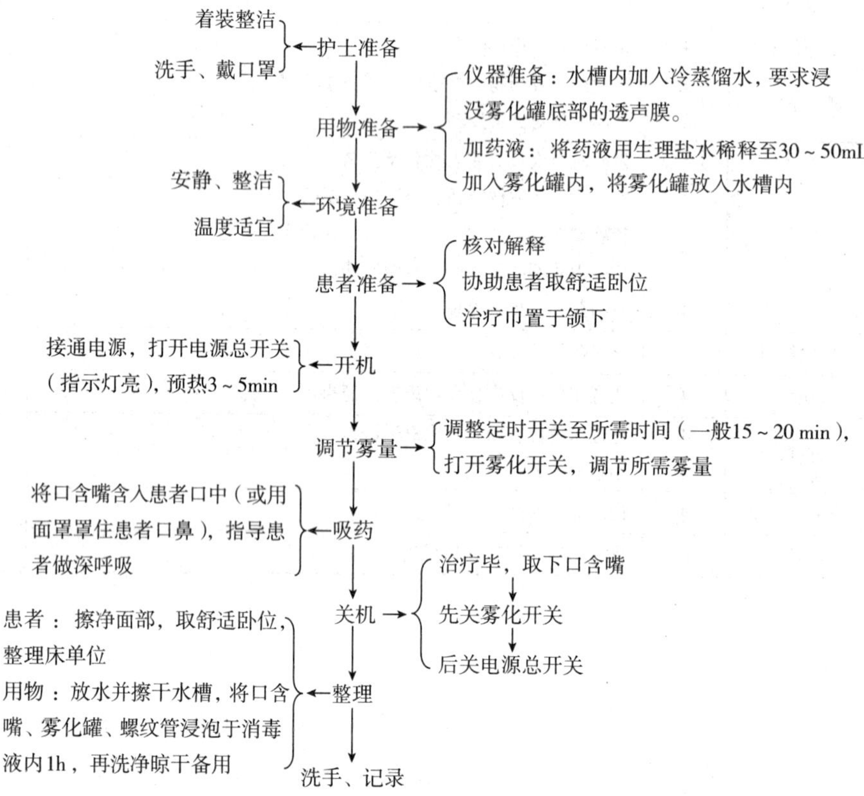

【操作易出现问题提示】

1. 水槽内水温不超过50℃。

2. 使用完毕先关雾量开关，再关电源开关。

3. 水槽、雾化罐底部易破碎，防止损坏。

【考核标准】

超声雾化吸入法考核评分标准

班级______ 学号______ 姓名______ 操作时间______ 成绩______

序号	项目	分值	内容	扣分
1	护士准备	10	衣帽整齐，符合要求。修剪指甲、洗手、戴口罩	
2	用物准备	5 5 5	水槽内加入的水选择正确，量适当 雾化罐内加药操作正确 备齐用物，仪器连接正确	
3	环境准备	5	环境清洁	
4	患者准备	5 5 5	核对患者，进行解释 体位合适 铺巾	
5	开机	5 5	开机顺序正确 预热时间适当	
6	调节雾量	5 5	定时时间适当 雾量适当，适合病情	
7	用药	5	指导患者使用方法正确	
8	关机	5	关机顺序正确	
9	整理	5 5	擦净患者面部，协助患者取舒适卧位，整理床单位 水槽、口含嘴、雾化罐、螺纹管的消毒方法正确	
10	洗手、记录	5	记录雾化时间，患者情况	
11	总体评价	10	操作熟练，动作轻、稳，患者无不良反应	

实训十六　皮内注射技术

【目的】

1. 用于药物过敏试验，观察有无药物过敏反应。
2. 预防接种疫苗。
3. 局部麻醉的起始步骤。

【用物】

1. 注射盘内：1mL 注射器、4.5 号针头、安尔碘、无菌棉签、砂轮、注射卡、药液；弯盘。

2. 药物过敏试验，另备抢救药物（如0.1%盐酸肾上腺素等）、1～2mL注射器1副。

【操作流程】

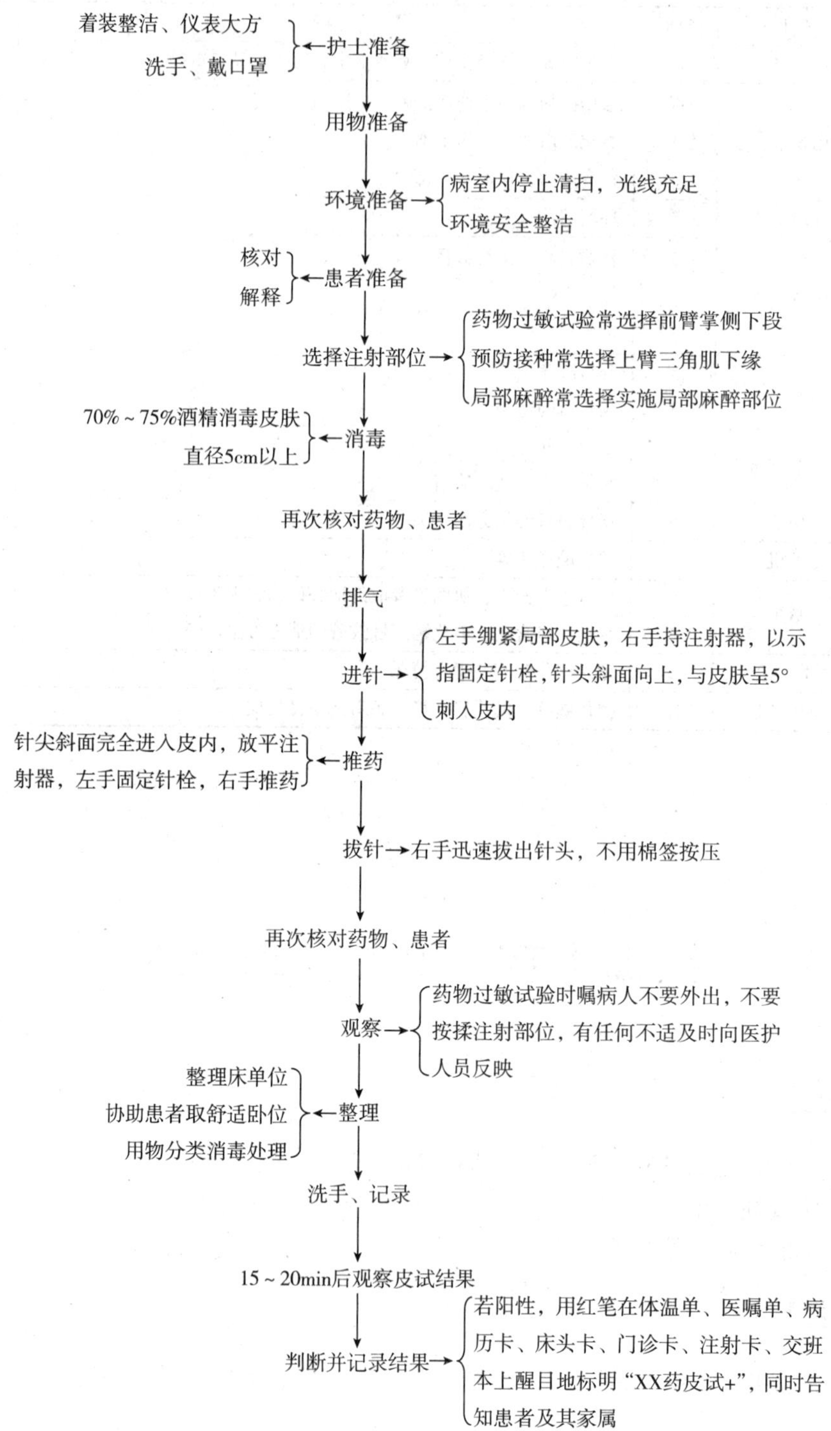

【操作易出现问题提示】

1. 行皮内过敏试验前询问患者过敏史。
2. 避免进针过深。
3. 拔针后不可用棉签按压。

【考核标准】

皮内注射技术考核评分标准

班级______　学号______　姓名______　操作时间______　成绩______

序号	项目	分值	内容	扣分
1	护士准备	10	衣帽整齐，符合要求。修剪指甲、洗手、戴口罩	
2	用物准备	5	核对药物、检查药物及注射器	
		5	备齐皮内注射用物、抢救药品	
		5	核对注射卡	
		5	药液抽吸方法正确	
3	环境准备	5	清洁	
4	患者准备	5	核对患者，进行解释，体位合适	
5	注射部位准备	2	定位准确	
		2	注意避免硬结、疤痕	
		5	消毒液选择正确，消毒皮肤范围、方法正确	
6	再次核对	5	核对药物、患者	
7	排气	2	排气方法正确、不浪费药液	
8	注射	3	绷紧皮肤	
		3	进针角度、深度适宜	
		5	进针手法正确	
		2	推药速度适宜	
9	拔针	2	迅速拔针，无需棉签按压	
10	再次核对	2	核对药物、患者	
11	观察	2	观察用药后反应，交待患者注意事项	
12	整理	2	整理床单位，助患者取舒适卧位	
		2	用物分类处理得当	
13	洗手、记录	2	记录注射时间	
14	观察皮试	5	15～20min后观察结果并能正确判断	
15	记录判断结果	2	若阳性能按要求在各种文件上记录	
		2	并告诉患者及家属	
16	总体评价	10	操作熟练，不违背操作原则、用物处理得当	

实训十七 皮下注射技术

【目的】

1. 需用小剂量药物且不宜口服。
2. 需较口服用药起效更快。
3. 局部用药。
4. 预防接种。

【用物】

注射盘内：1～2mL 注射器、5.5～6 号针头、安尔碘、无菌棉签、砂轮、注射卡、药液；弯盘。

【操作流程】

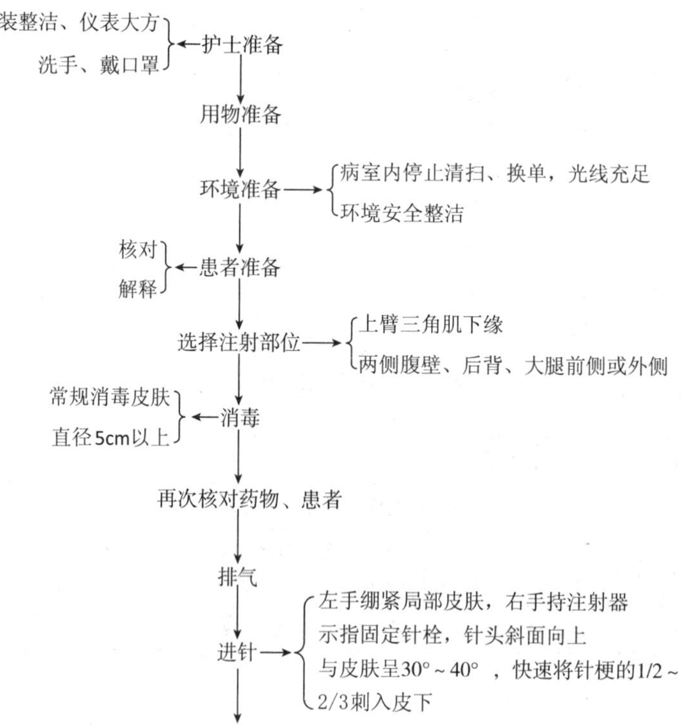

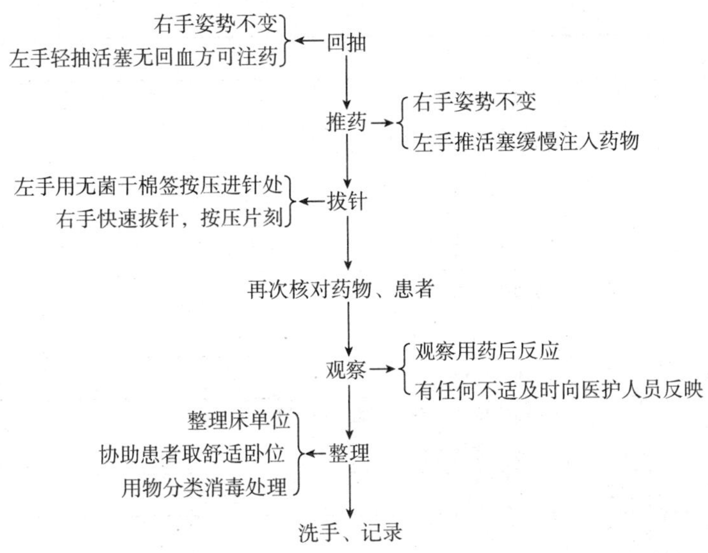

【操作易出现问题提示】

1. 药液不足 1mL，选择 1mL 注射器。
2. 进针角度不宜超过 45°。

【考核标准】

皮下注射技术考核评分标准

班级______ 学号______ 姓名______ 操作时间______ 成绩______

序号	项目	分值	内容	扣分
1	护士准备	10	衣帽整齐，符合要求。修剪指甲、洗手、戴口罩	
2	用物准备	5 5 5 5	核对药物、检查药物及注射器 备齐用物 核对注射卡 药液抽吸方法正确	
3	环境准备	10	清洁，关好门窗，必要时屏风遮挡，注意保暖	
4	患者准备	5 5	核对患者，进行解释 体位合适	
5	注射部位准备	2 2 2	定位准确 注意避免硬结、疤痕 消毒皮肤范围、方法正确	
6	再次核对	5	核对药物、患者	
7	排气	2	排气方法正确、不浪费药液	

续表

序号	项目	分值	内容	扣分
8	注射	2 2 2 2 2	绷紧皮肤 进针角度、深度适宜 进针手法正确 回抽 推药速度适宜	
9	拔针	2	迅速拔针，干棉签按压进针点片刻	
10	再次核对	5	核对药物、患者	
11	观察	2	用药后反应	
12	整理	2 2	整理床单位，助患者取舒适卧位 用物分类处理得当	
13	洗手	2		
14	记录	2		
15	总体评价	10	操作熟练，遵守无菌原则和查对制度	

实训十八　肌内注射技术

【目的】

1. 用于不宜口服或静脉注射，且要求比皮下注射更迅速发生疗效的药物。
2. 用于注射刺激性较强或药量较大的药物。

【用物】

注射盘内：2～5mL 注射器、6～7 号针头、安尔碘、无菌棉签、砂轮、注射卡、药液；弯盘。

【操作流程】

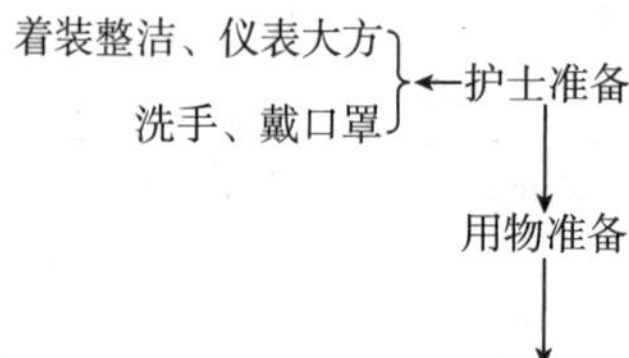

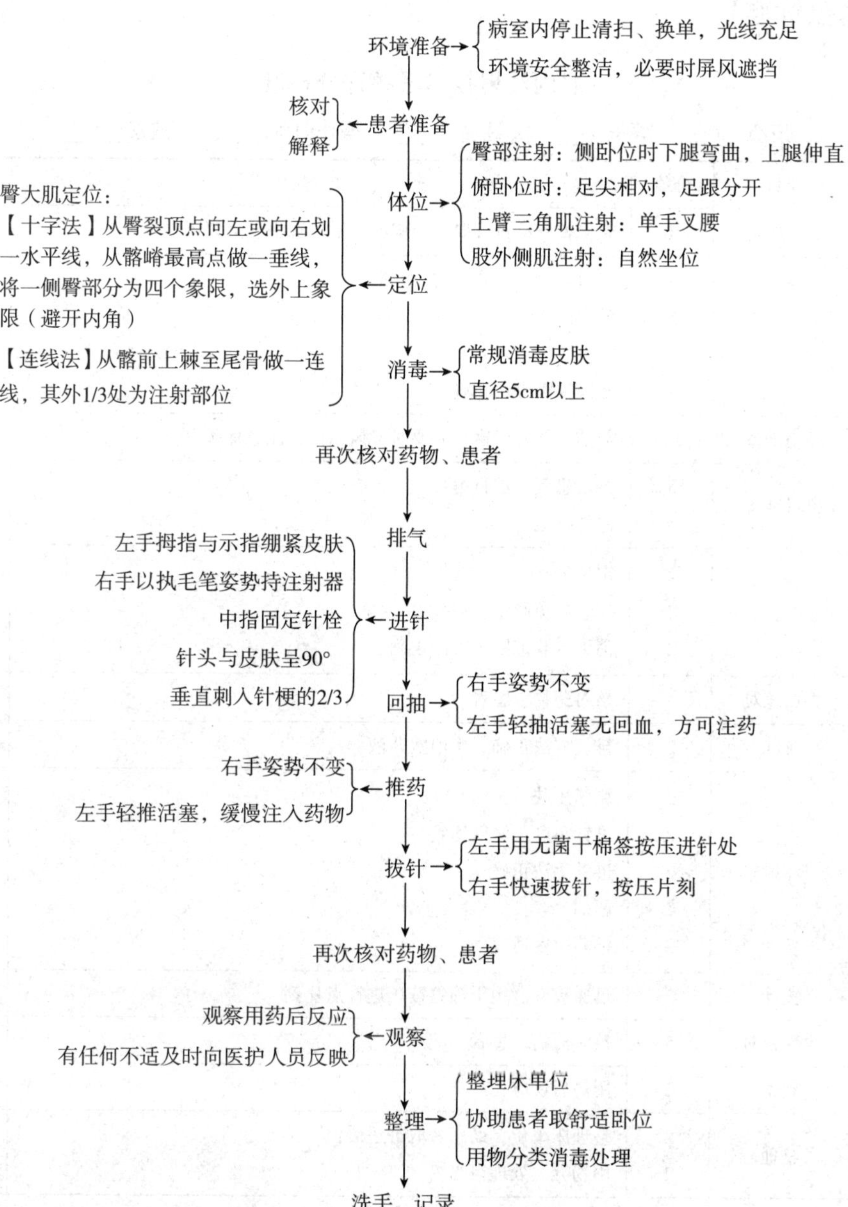

【操作易出现问题提示】

1. 臀大肌定位准确，避免损伤坐骨神经。
2. 2 岁以下婴幼儿选择臀中肌、臀小肌注射。
3. 切勿将针梗全部刺入。

【考核标准】

肌内注射技术考核评分标准

班级______ 学号______ 姓名______ 操作时间______ 成绩______

序号	项目	分值	内容	扣分
1	护士准备	10	衣帽整齐，符合要求。修剪指甲、洗手、戴口罩	
2	用物准备	5 5 5 5	核对药物、检查药物及注射器 备齐用物 核对注射卡 药液抽吸方法正确	
3	环境准备	10	清洁，关好门窗，必要时屏风遮挡，注意保暖	
4	患者准备	5 5	核对患者，进行解释 体位合适	
5	注射部位准备	2 2 2	定位准确 注意避免硬结、疤痕 消毒皮肤范围、方法正确	
6	再次核对	5	核对药物、患者	
7	排气	2	排气方法正确、不浪费药液	
8	注射	2 2 2 2 2	绷紧皮肤 进针角度、深度适宜 进针手法正确 回抽 推药速度适宜	
9	拔针	2	迅速拔针，用干棉签按压进针点片刻	
10	再次核对	5	核对药物、患者	
11	观察	2	用药后反应	
12	整理	2 2	整理床单位，助患者取舒适卧位 用物分类处理得当	
13	洗手	2		
14	记录	2		
15	总体评价	10	操作熟练，遵守无菌原则和查对制度	

实训十九　静脉注射技术

【目的】

1. 用于不宜口服、皮下、肌内注射，且需迅速发生药效的药物。
2. 注入药物做某些诊断性检查。
3. 输液或输血的前驱步骤。

【用物】

注射盘内：注射器（规格视药量而定）、6～9 号针头或头皮针、安尔碘、无菌棉签、止血带、注射用小枕、胶布 2～3 根、注射卡及药液；弯盘。

【操作流程】

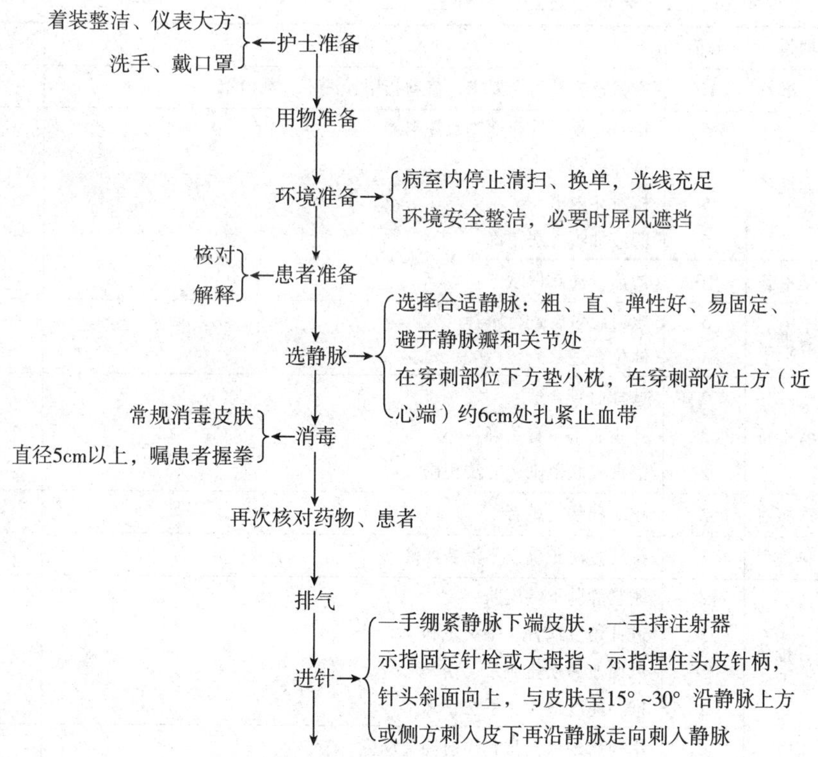

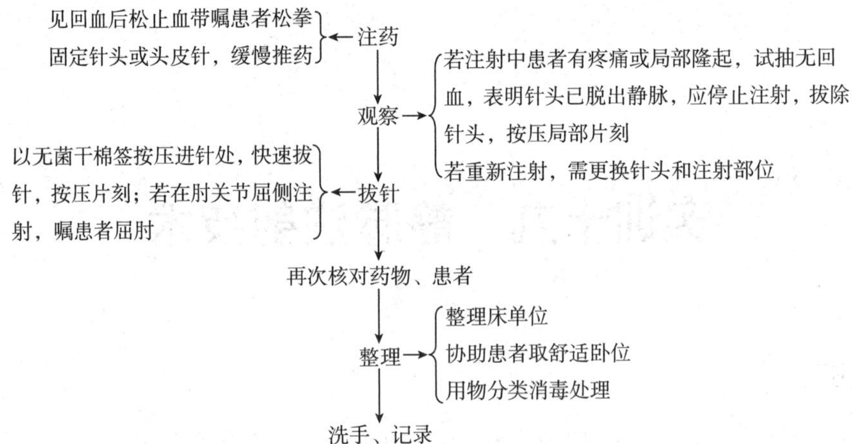

【操作易出现问题提示】

1. 进针方法：刺入皮下→潜行→刺入静脉→进针少许。
2. 拔针方法：用干棉签轻压穿刺点上方→拔针→按压。

【考核标准】

静脉注射技术考核评分标准

班级______ 学号______ 姓名______ 操作时间______ 成绩______

序号	项目	分值	内容	扣分
1	护士准备	10	衣帽整齐，符合要求。修剪指甲、洗手、戴口罩	
2	用物准备	5	核对药物、检查药物及注射器	
		5	备齐用物	
		5	核对注射卡	
		5	药液抽吸方法正确	
3	环境准备	10	清洁，注意保暖	
4	患者准备	5	核对患者，进行解释	
		5	体位合适	
5	血管准备	2	选择血管合适	
		2	扎止血带位置正确	
		2	消毒皮肤范围、方法正确	
6	再次核对	2	核对药物、患者	
7	排气	2	排气方法正确、不浪费药液	
8	进针推药	2	绷紧静脉下端皮肤	
		5	进针角度适宜、手法正确	
		5	见回血后松止血带、松拳	
		2	推药速度适宜、手法正确	
9	观察	2	用药后观察全身和注射局部反应	

续表

序号	项目	分值	内容	扣分
10	拔针	2	迅速拔针，用干棉签按压穿刺点	
11	再次核对	2	核对药物、患者	
12	整理	2 2	整理床单位，助患者取舒适卧位 用物分类处理得当	
13	洗手	2		
14	记录	2		
15	总体评价	5 5 2	操作熟练 遵守无菌操作原则和查对制度 保护患者静脉	

实训二十　静脉采血技术

【目的】

1. 全血标本：测定血液中某些物质的含量，如血糖、尿素氮、肌酐、尿酸、血氨等。
2. 血清标本：测定肝功能、血清酶、脂类及电解质等。
3. 血培养标本：查找血液中的致病菌。

【用物】

5mL 或 10mL 一次性无菌注射器及贴好标签的试管、一次性采血针及贴好标签的真空采血器、血培养瓶、止血带、消毒液，必要时备无菌手套。

【操作流程】

1. 真空采血器采血

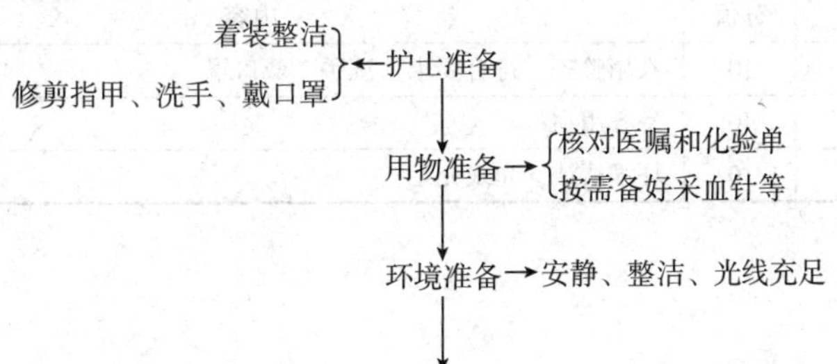

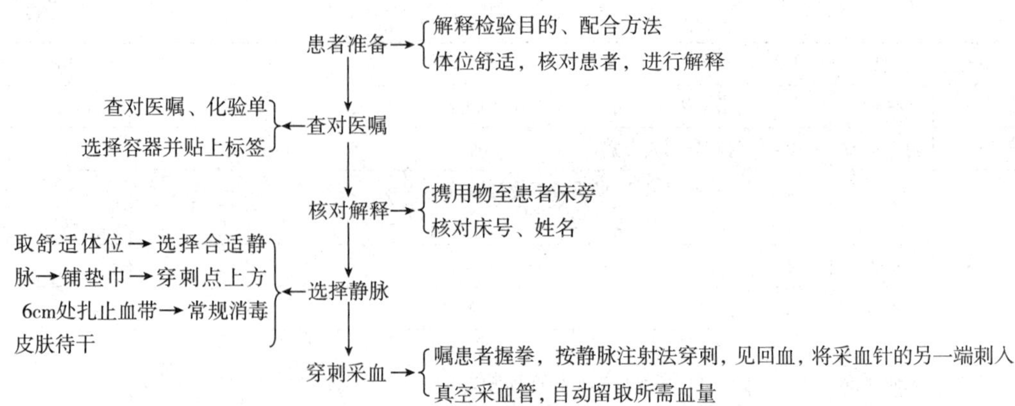

2.注射器采血

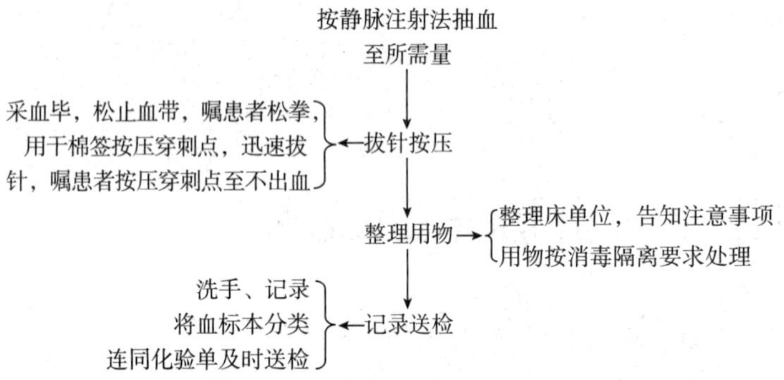

【操作易出现问题提示】

1. 做生化检验时，提前告知病人空腹采血。
2. 仔细选择合适的标本容器。
3. 进针见回血后，先抽取所需血量，再松开止血带。
4. 抽取全血标本时，立即轻轻转动试管，使血液与抗凝剂混匀。

【考核标准】

静脉采血技术考核评分标准

班级______ 学号______ 姓名______ 操作时间______ 成绩______

序号	项目	分值	内容	扣分
1	护士准备	10	衣帽整齐，符合要求。洗手、戴口罩	
2	用物准备	10	备齐用物	
3	环境准备	10	环境清洁，光线充足	

续表

序号	项目	分值	内容	扣分
4	患者准备	10	解释检验目的、配合方法 体位舒适，愿意配合 核对患者，进行解释	
5	查对医嘱	5	查对医嘱、化验单 选择容器并贴上标签	
6	核对解释	5	携用物至患者床旁，再次核对床号、姓名	
7	选择静脉	7	取舒适体位，选择合适静脉 铺垫巾，穿刺点上方6cm处扎止血带 常规消毒皮肤待干	
8	真空采血器采血	10	方法正确，按真空采血器采血法抽血至所需量	
9	注射器采血	10	按静脉注射法抽血至所需量	
10	拔针按压	5	采血毕，松止血带，松拳，用干棉签按压穿刺点，迅速拔针，嘱患者按压穿刺点至不出血	
11	再次核对解释	2		
12	整理用物	2	整理床单位，告知注意事项 用物按消毒隔离要求处理	
13	记录送检	2	洗手、记录 将血标本分类连同化验单及时送检	
14	关心病人	2		
15	总体评价	10	操作熟练，无多余动作，省时节力	

实训二十一　密闭式静脉输液技术

【目的】

1. 补充水分及电解质，纠正水、电解质和酸碱失衡。
2. 补充营养，供给能量，促进组织修复，恢复正氮平衡。
3. 输入药物，治疗疾病。
4. 增加循环血量，改善微循环，维持血压。

【用物】

1. 注射盘一套：无菌持物钳、0.5%碘伏、砂轮、启瓶器、无菌棉签、弯盘、

0.1%盐酸肾上腺素1支。

2. 一次性无菌输液器一套、止血带、治疗巾、小垫枕、输液胶贴、治疗单、输液单、巡视单。

3. 药液（遵医嘱）。

4. 输液架。

【操作流程】

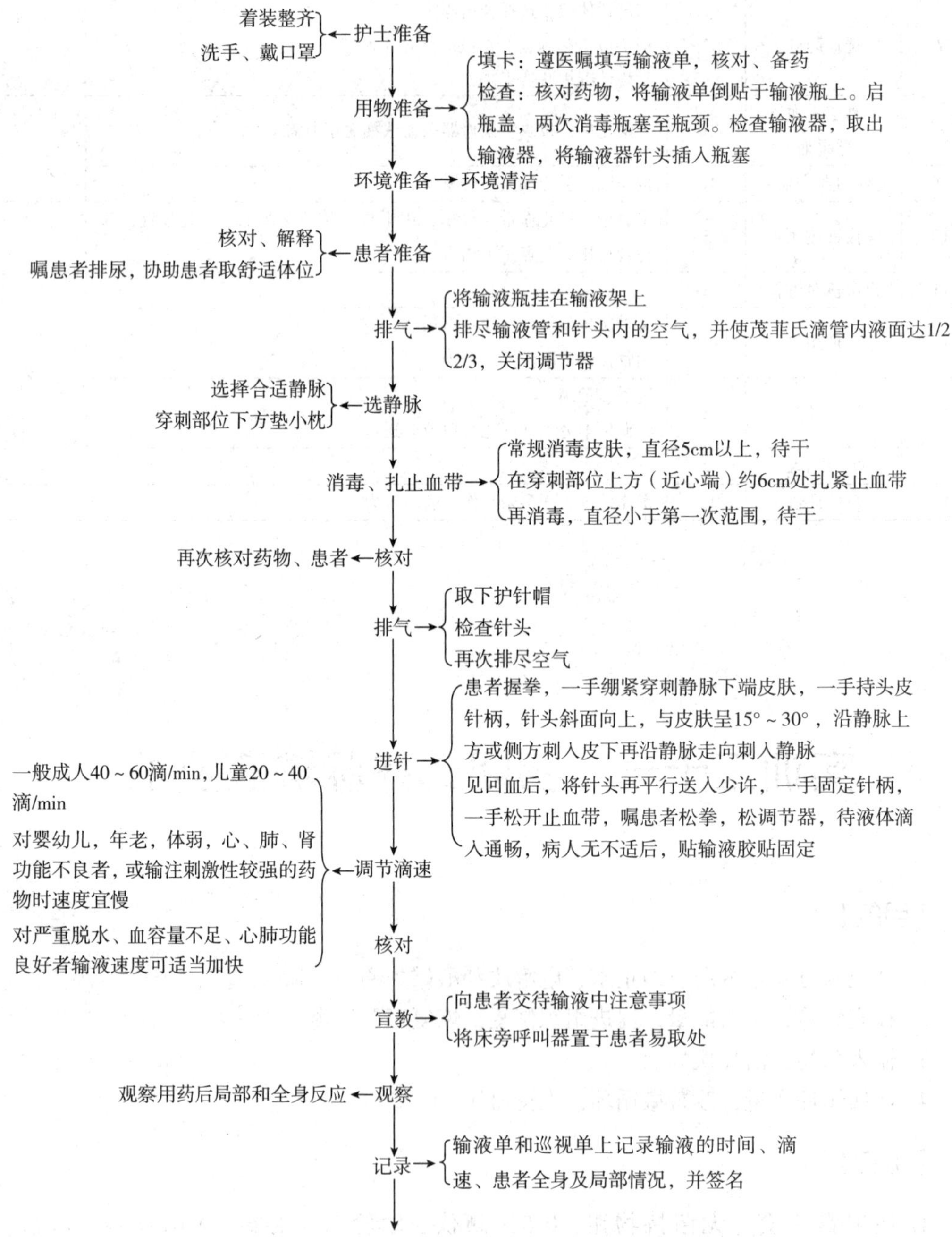

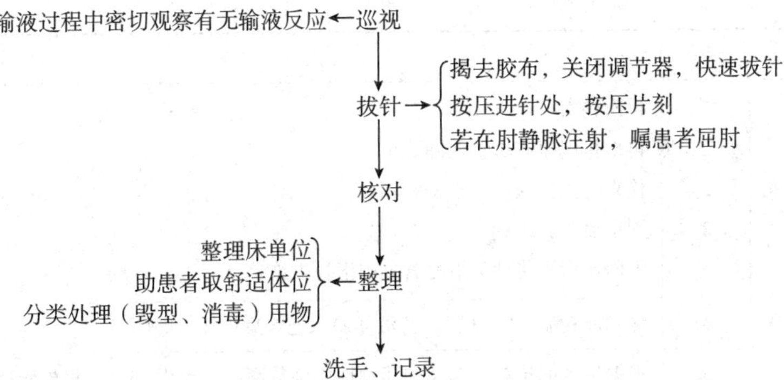

【操作易出现问题提示】

1. 输液器针头插入瓶塞至针头根部。
2. 排气方法得当，争取一次成功，避免浪费药液。
3. 扎止血带末端向上。
4. 穿刺方法：刺入皮下→潜行→刺入静脉→进针少许→三松（松止血带、松拳、松调节器）→滴入通畅→固定。
5. 拔针方法：揭去胶贴→关闭调节器→轻压穿刺点上方→拔针→按压。

【考核标准】

密闭式静脉输液技术考核评分标准

班级______　学号______　姓名______　操作时间______　成绩______

序号	项目	分值	内容	扣分
1	护士准备	10	衣帽整齐，符合要求。修剪指甲、洗手、戴口罩	
2	用物准备	4	核对治疗单、输液单和巡视单，核对药液标签	
		2	检查药液质量	
		2	贴输液单	
		3	启瓶盖，两次消毒瓶塞至瓶颈	
		2	检查输液器包装、有效期与质量	
		2	将输液器针头插入瓶塞	
3	环境准备	10	清洁，注意保暖	
4	患者准备	2	核对患者，进行解释，体位合适，协助排尿	
5	初步排气	1	关闭调节夹，旋紧头皮针连接处	
		1	输液瓶挂于输液架上	
		2	排气（首次排气原则不滴出药液）	
		1	检查有无气泡	
6	皮肤消毒	2	协助患者取舒适体位；垫小垫枕与治疗巾	
		2	选择静脉，扎止血带（距穿刺点上方6～10cm）	
		2	消毒皮肤（直径大于5cm；2次消毒）	

续表

序号	项目	分值	内容	扣分
7	静脉穿刺	2 2 2 2 3	再次核对 再次排气至有少量药液滴出 检查有无气泡，取下护针帽 固定血管，进针 见回血后再将针头沿血管方向潜行少许	
8	固定针头	3	穿刺成功后，“三松”，待液体滴入通畅后用输液贴固定	
9	调节滴速	5 2	根据患者的年龄、病情和药物性质调节滴速（至少15s），报告滴速 操作后核对患者，告知注意事项	
10	观察记录	1 1 3 2	整理床单位，安置患者于舒适体位，放呼叫器于易取处，整理用物 六步洗手 在输液单和巡视单上记录正确 15～30min巡视病房一次（口述）	
11	拔针按压	4 4	核对解释，揭去输液贴，轻压穿刺点上方，关闭调节夹，迅速拔针，嘱患者按压片刻至无出血，并告知注意事项 核对药物、患者	
12	整理用物洗手记录	2 2 2	整理床单位，助患者取舒适卧位，用物分类处理得当 六步洗手，取下口罩 记录输液结束时间及患者反应	
13	总体评价	10	操作熟练，遵守无菌操作原则和查对制度	

实训二十二　徒手心肺复苏法

【目的】

1. 利用正确手法开放猝死患者的气道。
2. 以徒手操作的方法恢复猝死患者的自主循环、自主呼吸以及意识。
3. 恢复猝死患者全身血氧供应，保证脑供氧，促进脑功能恢复。

【用物】

治疗车、治疗盘、治疗碗（纱布两块）、弯盘、洗手液、手电筒、血压计、笔、记录单、脚踏板、心肺复苏模拟人。

【操作流程】

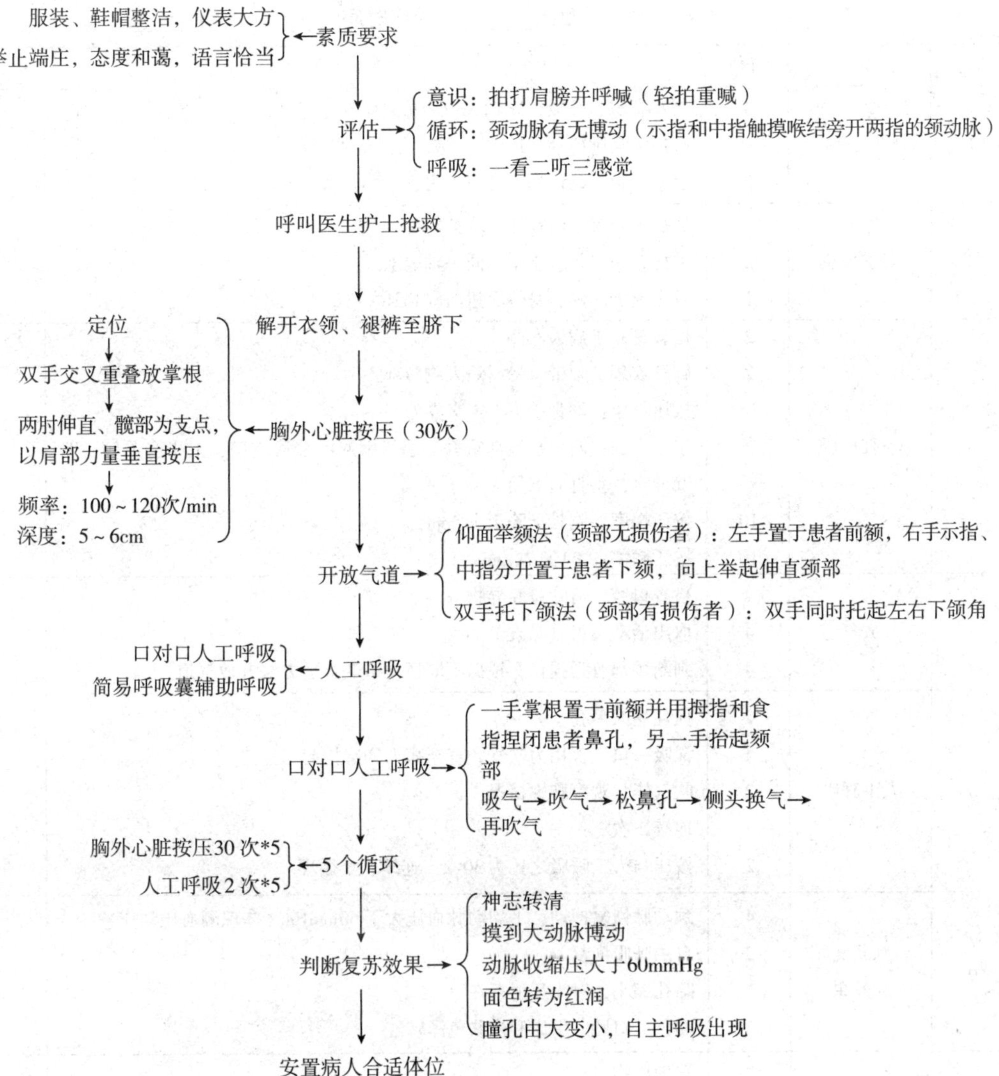

【操作易出现问题提示】

1. 判断要准确，触摸颈动脉位置、手法准确。

2. 定位准确（胸骨中、下1/3交界处）。

3. 垂直按压，力度适宜，两手手指不可触及患者胸壁。按压频率≥100次/min，且均匀。

4. 人工呼吸时确保呼吸道通畅，吹起时见胸廓抬起。

【考核标准】

徒手心肺复苏法考核评分标准

班级______ 学号______ 姓名______ 操作时间______ 成绩______

序号	项目	分值	内容	扣分
1	判断与呼救	4	判断意识、呼吸，5s 内完成，报告结果	
		4	触摸大动脉搏动，10s 内完成，报告结果	
		2	紧急呼救：确认病人意识丧失，立即呼救	
2	安置体位	2	将病人安置于硬板床，取仰卧位	
		2	去枕，头、颈、躯干在同一轴线上	
		2	双手放于两侧，身体无扭曲（口述）	
3	心脏按压	2	抢救者立于病人右侧	
		2	解开衣领、腰带，暴露病人胸腹部	
		10	按压部位：胸骨中下 1/3 交界处	
		10	按压方法：两手掌根部重叠，手指翘起不接触胸壁，上半身前倾，两臂伸直，垂直向下用力	
		10	按压幅度：胸骨下陷至少 5cm	
		10	按压频率：≥100 次/min	
4	开放气道	2	检查口腔，清除口腔异物	
		4	取出活动义齿（口述）	
		4	判断颈部有无损伤，根据不同情况采取合适方法开放气道	
5	人工呼吸	2	捏住病人鼻孔	
		4	深吸一口气，用力吹气，直至病人胸廓抬起	
		2	吹气毕，观察胸廓情况	
		4	连续 2 次	
		2	按压与人工呼吸之比为 30:2，连续 5 个循环	
6	判断复苏效果	4	颈动脉恢复搏动，平均动脉血压大于 60mmHg（体现测血压动作）	
		2	自主呼吸恢复	
		2	瞳孔缩小，对光反射存在	
		2	面色、口唇、甲床和皮肤色泽转红	
7	整理记录	2	整理用物	
		2	六步洗手	
		2	记录	

实训二十三　氧气吸入技术（双侧鼻导管给氧）

【目的】

提高患者血氧含量及动脉血氧饱和度，纠正或改善由缺氧引起的各种症状。

【用物】

1. 供氧装置 1 套。

2. 治疗盘内：扳手、双侧鼻导管、小药杯（内盛冷开水）、棉签、纱布、别针、弯盘、用氧记录单、笔。

【操作流程】

1. 吸氧

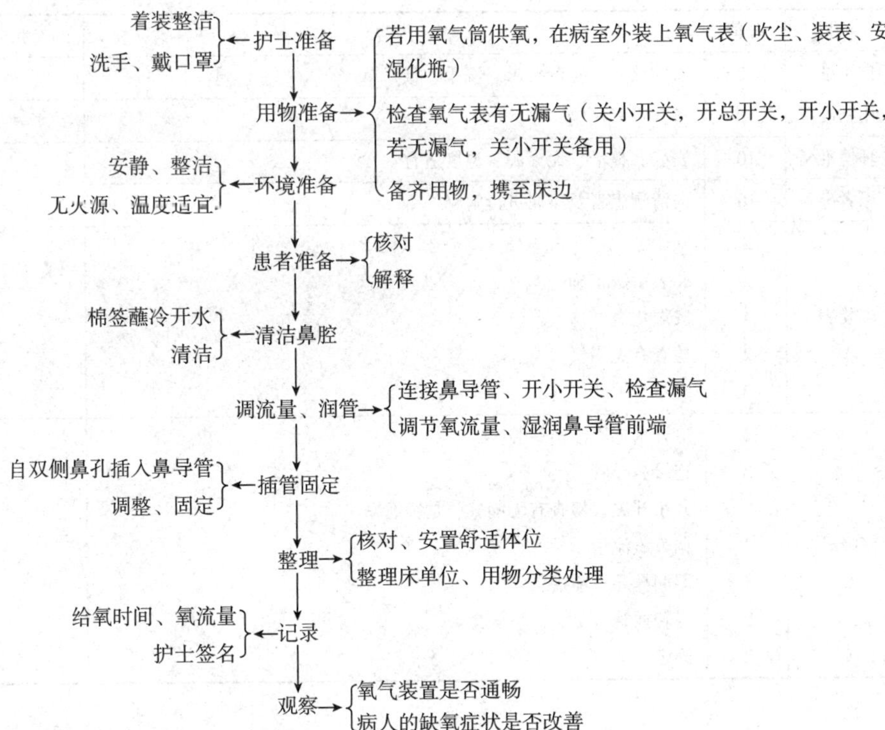

2. 停氧

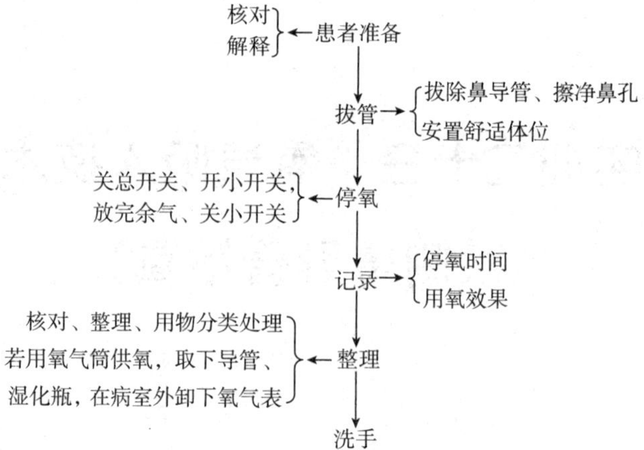

【操作易出现问题提示】

1. 吸氧顺序：清洁鼻腔→调节流量→湿润导管→插管固定。
2. 停氧顺序：拔出导管→关闭开关。

【考核标准】

氧气吸入技术（双侧鼻导管给氧）考核评分标准

班级______ 学号______ 姓名______ 操作时间______ 成绩______

序号	项目	分值	内容	扣分
1	护士准备	10	衣帽整齐，符合要求。洗手、戴口罩	
2	用物准备	10	备齐吸氧用物	
3	环境准备	10	安静、整洁、无火源、温度适宜	
4	患者准备	10	向清醒患者及家属进行解释	
5	装表	2	吹尘	
		2	装表手法正确	
		4	安湿化瓶	
		2	检查有无漏气	
		2	关小开关	
6	吸氧	2	冷开水棉签清洁鼻腔	
		2	连接鼻导管	
		2	开小开关，检查有无漏气、是否通畅	
		2	调节氧流量	
		4	湿润鼻导管前端	
		2	轻轻插管	
		2	固定	

续表

序号	项目	分值	内容	扣分
7	整理用物	2 2	安置患者舒适体位，整理床单位 将用物分类处理	
8	记录	2	准确记录用氧的时间、氧流量、护士签名	
9	观察	2	氧气装置是否通畅，病人的缺氧症状是否改善	
10	停氧	2 2 2	解释 取下鼻导管 关闭氧气	
11	记录	2	准确记录停氧时间及护士签名	
12	整理用物	2 2 2	安置患者舒适体位，整理床单位 取下湿化瓶、吸氧管、卸表 将用物分类处理	
13	总体评价	10	操作熟练，开关顺序正确、用物处理得当	

实训二十四　电动吸引器吸痰技术

【目的】

1. 清除呼吸道内分泌物，保持呼吸道通畅。
2. 促进呼吸功能，改善肺通气。

【用物】

1. 电动吸引器，电插板。

2. 治疗盘内：无菌持物钳、无菌盖罐2个（1个装0.9%氯化钠溶液，另1个装消毒吸痰管数根及玻璃接管、无菌纱布）、无菌镊、弯盘、盛消毒液的瓶子。必要时备开口器、压舌板、舌钳。

【操作流程】

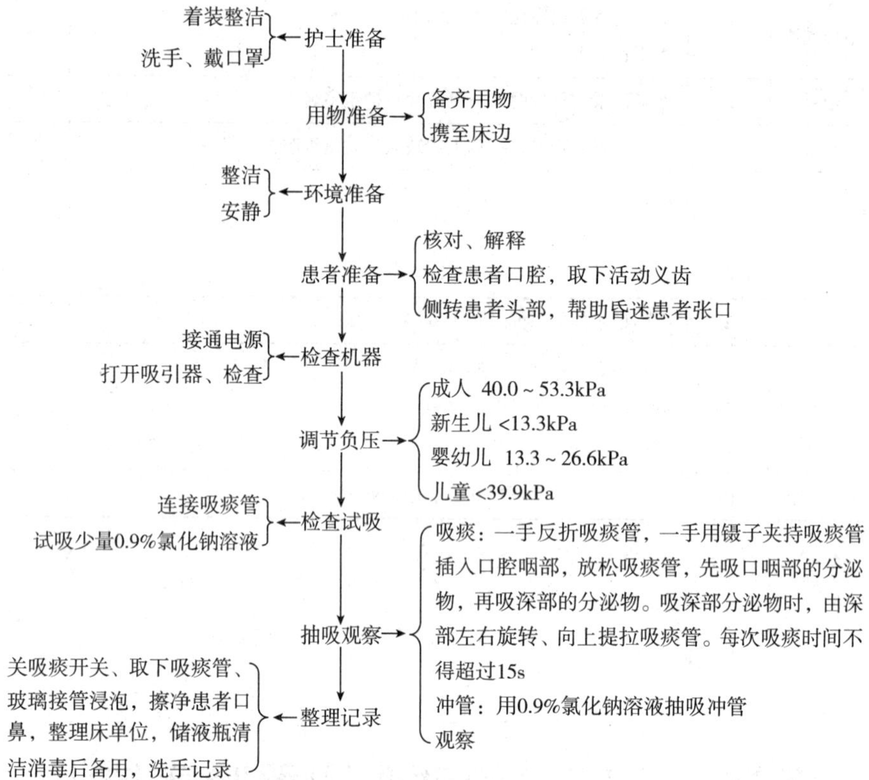

【操作易出现问题提示】

1. 插管时应反折吸痰管避免吸引。
2. 吸痰顺序：口咽部→更换吸痰管→气管（或气管切开处→口咽部→鼻腔）。
3. 抽吸时从深部向上提拉，左右旋转。
4. 每次吸痰时间不超过 15s。

【考核标准】

电动吸引器吸痰技术考核评分标准

班级______ 学号______ 姓名______ 操作时间______ 成绩______

序号	项目	分值	内容	扣分
1	护士准备	10	衣帽整齐，符合要求。洗手、戴口罩	
2	用物准备	10	备齐吸痰用物	
3	环境准备	10	环境整洁、安静、安全	
4	患者准备	10	向清醒患者及其家属进行解释	

续表

序号	项目	分值	内容	扣分
5	吸痰前准备	2	检查患者口腔，取下义齿	
		2	侧转患者头部，帮助昏迷患者张口	
		5	打开电源开关，检查吸引器性能	
		5	调节负压	
		5	连接吸痰管，并试吸是否通畅	
6	吸痰观察	5	反折吸痰管，用镊子夹持吸痰管插入吸痰部位	
		5	放松吸痰管，开始吸痰	
		5	吸痰管左右旋转、向上提拉手法正确	
		2	冲净吸痰管、关闭吸引器开关	
		2	认真观察心电监护（口述）	
7	放置玻璃接管	2	取下吸痰管，将玻璃接管放入内盛消毒液的瓶子内	
8	整理	2	擦净口鼻分泌物、取舒适卧位	
		2	整理床单位	
		2	整理用物	
9	洗手	2		
10	记录	2	准确记录吸痰量、次数、痰液性状、呼吸改善情况	
11	总体评价	10	操作熟练，不违背操作原则，用物处理得当	

实训二十五　痰标本采集法

【目的】

1. 常规标本：用于检查细菌、虫卵或癌细胞等。
2. 24h 标本：收集 24h 的痰量，观察痰液性状。
3. 培养标本：检查痰液中的致病菌或做药物敏感试验。

【用物】

1. 常规痰标本：蜡纸盒或集痰器，检验单，漱口溶液。
2. 24h 痰标本：广口集痰器，检验单。
3. 痰培养标本：大口的无菌培养皿或培养瓶，检验单，漱口溶液。

无力咳嗽者另备吸引器、吸痰管、一次性手套。必要时备开口器、压舌板。

【操作流程】

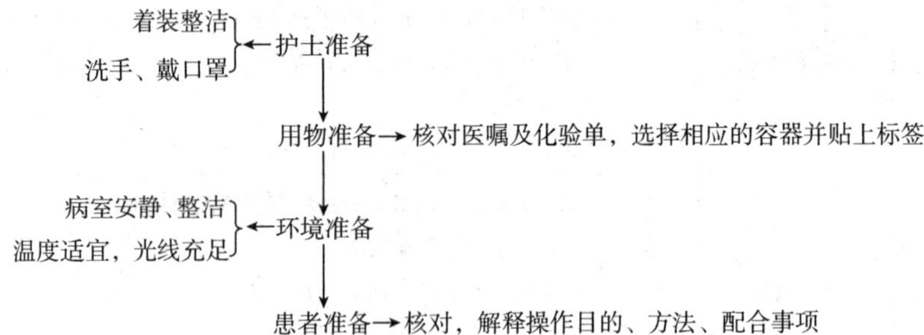

1. 常规标本

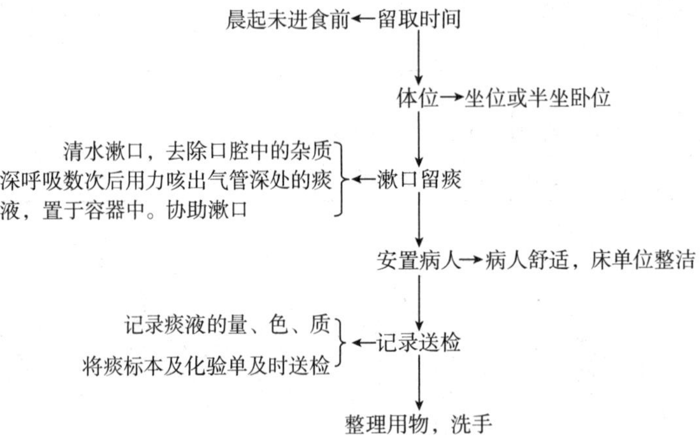

2. 24小时标本

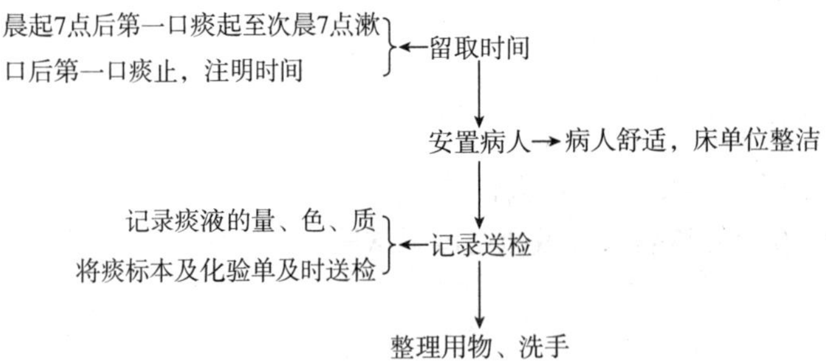

3. 痰培养标本

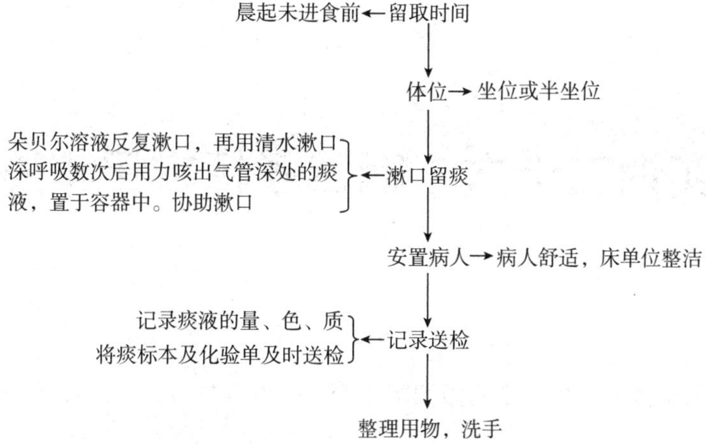

【操作易出现问题提示】

1. 不可混入唾液、漱口水、鼻涕。
2. 培养标本注意无菌操作。

【考核标准】

痰标本采集法考核评分标准

班级______　学号______　姓名______　操作时间______　成绩______

序号	项目		分值	内容	扣分
1	护士准备		10	衣帽整齐，符合要求。洗手、戴口罩	
2	用物准备		10	备齐痰标本采集的用物	
3	患者准备		10	核对、解释，知晓采集方法、注意事项及配合要点	
4	环境准备		5	病室安静、整洁、温度适宜，光线充足	
5	核对、解释		5	解释操作目的、方法、时间及注意事项，取得患者合作	
6	留取标本	常规标本	20	患者晨起后清水漱口，去除口腔中的杂质，深呼吸数次后用力咳出气管深处的痰液，置于容器中。协助漱口	
		24h 标本	10	注明留痰起止时间，嘱患者将 24h 痰吐入容器内，不可将漱口水、鼻涕等混入	
		培养标本	10	患者晨起后先用朵贝尔液漱口，以清除口腔内细菌，深呼吸数次后用力咳出气管深处的痰液于无菌培养皿或培养瓶内，加盖。昏迷患者可用吸痰法吸取	
7	安置病人、整理床单位		2	病人舒适，床单位整洁	
8	记录送检		3	记录痰液的量、色、质，将痰标本及化验单及时送检	
9	整理用物		2	将用物分类处理，方法正确（口述）	
10	洗手		3		
11	总体评价		10	操作熟练，不违背操作原则、用物处理得当	

实训二十六　咽拭子标本采集法

【目的】

从咽部或扁桃体处采集分泌物做细菌培养或病毒分离，以协助诊断。

【用物】

咽拭子培养管、酒精灯、火柴、试管夹、压舌板、0.9%氯化钠溶液、化验单。

【操作流程】

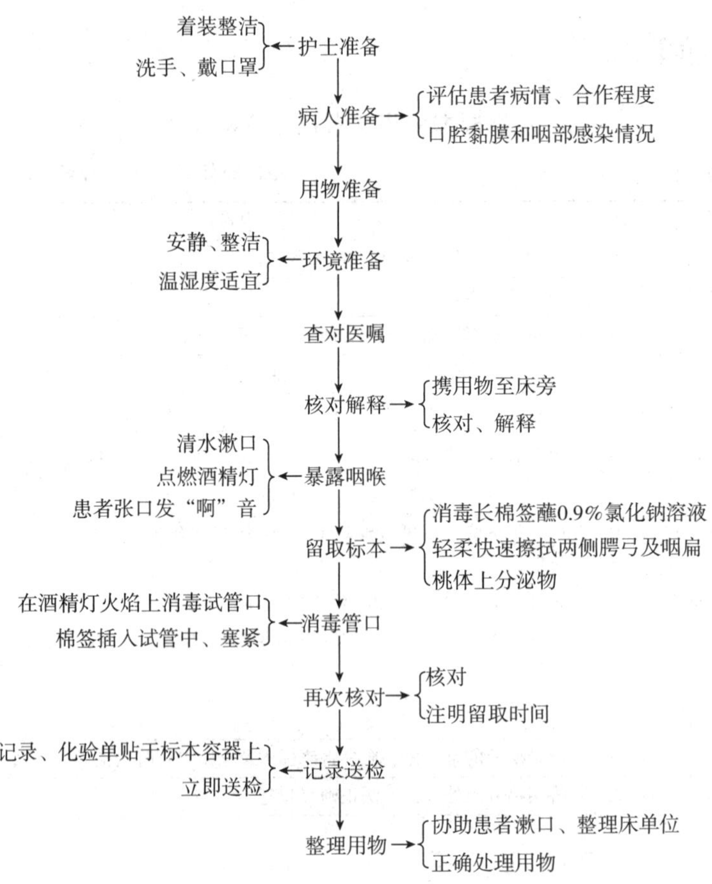

【操作易出现问题提示】

1. 做真菌培养时，应在口腔溃疡面上采集分泌物。
2. 避免在进食 2h 内采集标本，以防引起呕吐。

【考核标准】

咽拭子标本采集法考核评分标准

班级______ 学号______ 姓名______ 操作时间______ 成绩______

序号	项目	分值	内容	扣分
1	护士准备	10	衣帽整齐，符合要求。洗手、戴口罩	
2	用物准备	10	备齐咽拭子标本采集用物	
3	环境准备	5	安静、整洁	
4	患者准备	10	向清醒患者及其家属进行解释	
5	查对医嘱	5	查对医嘱及化验单，选择容器贴上标签	
6	核对解释	5	核对、解释	
7	暴露咽喉	3 3 3	清水漱口 点燃酒精灯 患者张口发“啊”音，必要时用压舌板	
8	留取标本	4 5	消毒长棉签蘸 0.9% 氯化钠溶液 轻柔快速擦拭两侧腭弓及咽扁桃体上分泌物	
9	消毒管口	3 3	在酒精灯火焰上消毒试管口 棉签插入试管中、塞紧	
10	再次核对	3 3	核对 注明标本留取时间	
11	记录送检	3 3	记录签名，化验单贴丁标本容器上 立即送检	
12	整理用物	3 3 3	协助患者漱口 安置患者舒适体位，整理床单位 将用物分类处理	
13	总体评价	10	操作熟练、关心体贴患者、用物处理得当	

实训二十七　氧气雾化吸入法

【目的】

1. 吸入药液，达到消炎、解痉、镇咳、祛痰的作用。
2. 预防呼吸道感染，常用于胸部手术或呼吸道烧伤的患者。
3. 吸入抗癌药，治疗肺癌。

【用物】

1. 氧气雾化吸入器、弯盘。
2. 氧气装置（湿化瓶内不装水或无湿化瓶）。
3. 常用药物：氨茶碱、舒喘灵、庆大霉素、卡那霉素、α－糜蛋白酶、地塞米松等。

【操作流程】

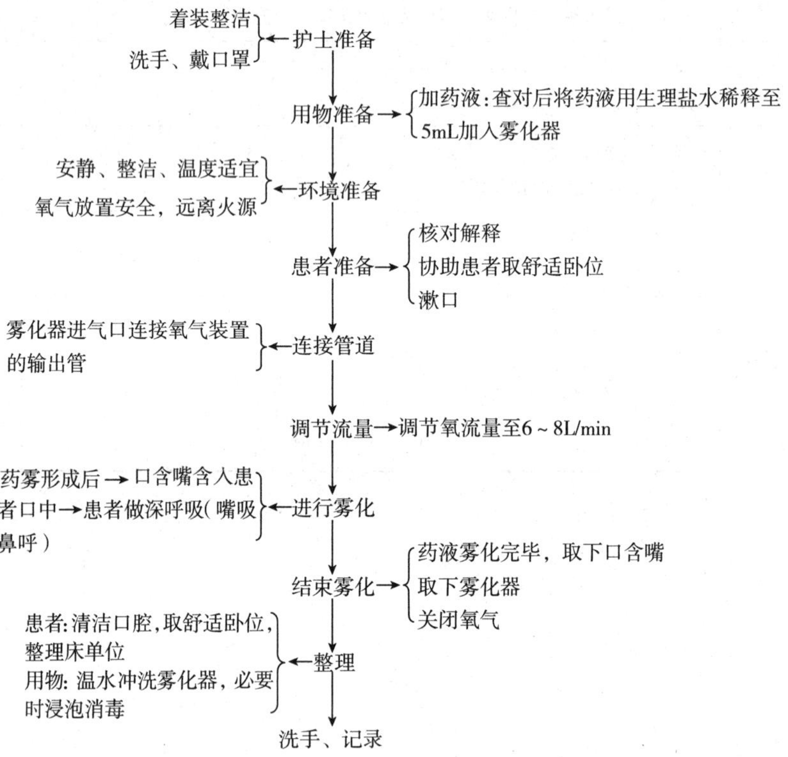

【操作易出现问题提示】

1. 氧气湿化瓶内勿放水。
2. 指导病人清楚配合要点。

【考核标准】

氧气雾化吸入法考核评分标准

班级______ 学号______ 姓名______ 操作时间______ 成绩______

序号	项目	分值	内容	扣分
1	护士准备	10	衣帽整齐，符合要求。修剪指甲、洗手、戴口罩	
2	用物准备	5	正确使用氧气装置	
		5	干置湿化瓶或不用湿化瓶	
		5	雾化器内加药操作正确	
3	环境准备	5	环境清洁	
4	患者准备	5	核对患者，进行解释	
		5	体位合适	
		5	漱口	
5	连接管道	5	雾化器进气口连接氧气装置的输出管	
		5	顺序正确	
6	调节流量	5	调节氧流量至6～8L/min	
7	进行雾化	5	指导患者使用方法正确	
8	结束雾化	5	药液雾化完毕，取下口含嘴，取下雾化器	
		5	关闭氧气	
9	整理	5	清洁患者口腔，协助患者取舒适卧位，整理床单位	
		5	雾化器的消毒方法正确	
10	洗手、记录	5	记录雾化时间，患者情况	
11	总体评价	10	操作熟练，动作轻、稳，患者无不良反应	

实训二十八　自动洗胃机洗胃技术

【目的】

1. 解毒。

2. 减轻胃黏膜水肿。

3. 某些手术或检查前的准备。

【用物】

1. 自动洗胃机，洗胃溶液。

2. 治疗盘内备胃管、水温计、镊子或血管钳、液体石蜡、注洗器、量杯、纱布、棉签、胶布、弯盘、塑料围裙、手套、盛水桶，必要时备压舌板、张口器等。

3. 拔管用物：弯盘、松节油、棉签、纱布、手套、漱口液。

【操作流程】

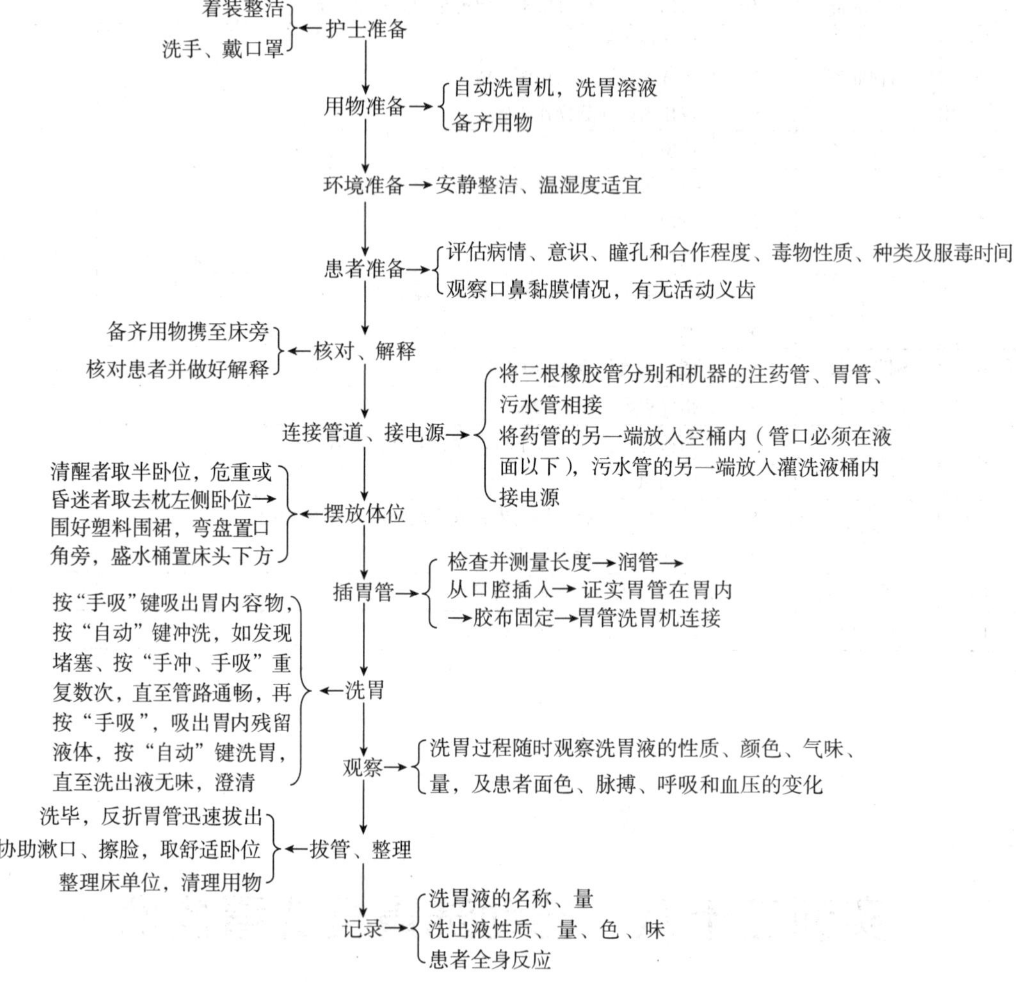

【操作易出现问题提示】

1. 药管管口必须始终浸没在洗胃液液面以下。

2. 必须先吸出胃内残留液，再按自动键。
3. 注意观察引出液体。

【考核标准】

自动洗胃机洗胃技术考核评分标准

班级______ 学号______ 姓名______ 操作时间______ 成绩______

序号	项目	分值	内容	扣分
1	护士准备	10	衣帽整齐，符合要求。洗手、戴口罩	
2	用物准备	10	选择洗胃液合适，物品准备齐全	
3	环境准备	10	环境清洁，光线充足	
4	患者准备	10	核对患者，解释	
5	卧位	2	取坐位或半坐位，严重者左侧卧位 围好围裙，弯盘放口角旁 盛水桶置床头下方	
6	连接管道、接电源	5 5	将三根橡胶管分别和机器的注药管、胃管、污水管相接 将药管的另一端放入空桶内（管口必须在液面以下），污水管的另一端放入灌洗液桶内，接电源	
7	插胃管	5 5 5	检查并测量长度、润管 从口腔插入、证实胃管在胃内、胶布固定 胃管和洗胃机连接	
8	洗胃	10	按“手吸”键吸出胃内物，按自动键冲洗，如发现堵塞、按“手冲、手吸”重复数次，直至管路通畅，再按“手吸”，吸出胃内残留液体，按“自动”键，直至洗出液无味、澄清	
9	观察效果	5 2	洗胃过程随时观察洗胃液的性质、颜色、气味、量 观察患者面色、脉搏、呼吸和血压的变化	
10	拔管、整理	2	洗毕，反折胃管迅速拔出 协助漱口、擦脸，取舒适卧位 整理床单位，清理用物	
11	记录	2	洗胃液的名称、量、洗出液量、色味 患者全身反应	
12	关心病人	2	随时观察病情	
13	总体评价	10	操作熟练，无多余动作，省时节力	

实训二十九　简易呼吸器的使用方法

【目的】

1. 维持和增加机体通气量。
2. 纠正威胁生命的低氧血症。

【用物】

简易呼吸器、面罩、吸氧装置、连接管、储氧袋、必要时备氧气袋。

【操作流程】

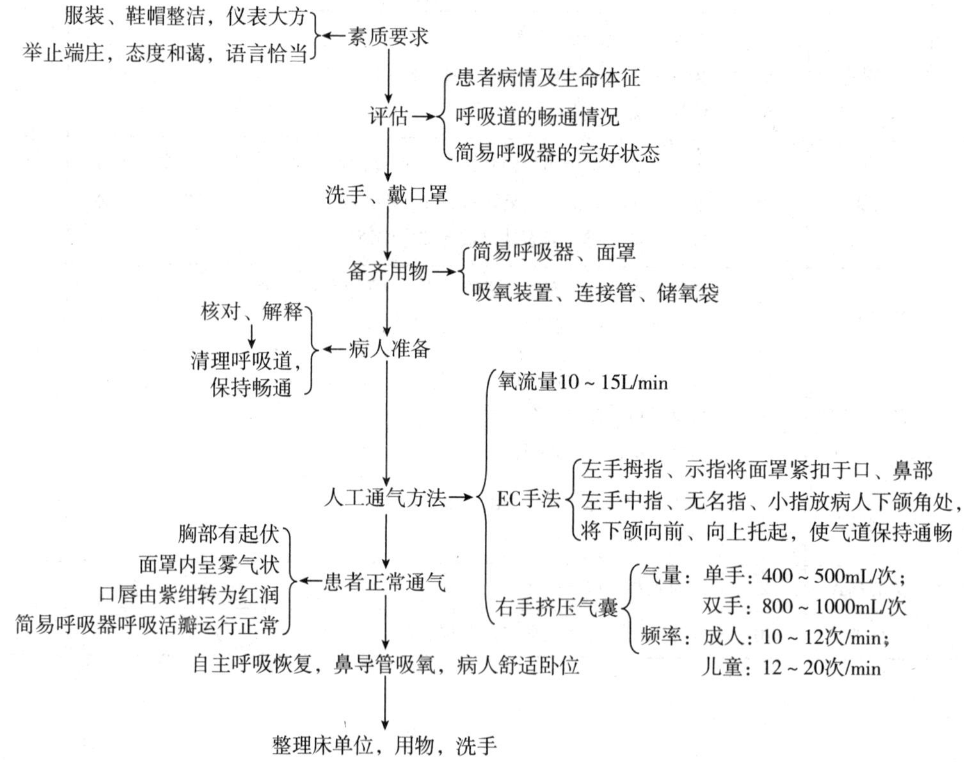

【操作易出现问题提示】

1. 确保呼吸道通畅。
2. 挤压球囊时，压力、频率适宜。

【考核标准】

简易呼吸器的使用方法考核评分标准

班级______　学号______　姓名______　操作时间______　成绩______

序号	项目	分值	内容	扣分
1	护士准备	10	衣帽整齐，符合要求。洗手、戴口罩	
2	用物准备	10	简易呼吸器与面罩、储氧袋、氧气连接好，检查各部件工作正常	
3	环境准备	10	环境清洁，光线充足	
4	患者准备	10	核对患者，进行解释，清理呼吸道，保持通畅，协助患者取平卧位	
5	人工通气（EC 手法）	2 5 5 5 5 5 5	氧流量 10～15L/min 左手拇指、示指将面罩紧扣于口、鼻部 左手中指、无名指、小指放病人下颌角处，将下颌向上、向前托起 打开气道 右手挤压气囊 气量为单手：400～500mL/次；双手：800～1000mL/次 频率为成人：10～12 次/min；儿童：12～20 次/min	
6	观察通气情况	2 2 2 2	胸部有起伏，且胸部起伏与挤压气囊一致 面罩内有雾气 口唇由紫绀转为红润 简易呼吸器呼吸活瓣运行正常	
7	安置好病人，整理床单位	2 2	自主呼吸恢复，缺氧症状改善后，遵医嘱改鼻导管吸氧 病人舒适，病床平整	
8	处理用物	2	按要求消毒处理用物	
9	记录、洗手	2		
10	关心病人	2		
11	总体评价	10	操作熟练，熟悉简易呼吸器性能、维护与保养	

实训三十　心电图操作技术

【目的】

1. 通过练习，能快速准确地完成心电图的操作。
2. 具备初步分析心电图的能力，能正确区分正常心电图和异常心电图。
3. 学会计算心率，能正确测量心电图各个波段的正常值。

【用物】

心电图机、心电图纸、盐水、75%乙醇、棉球、污物盘、隔离衣。

【操作流程】

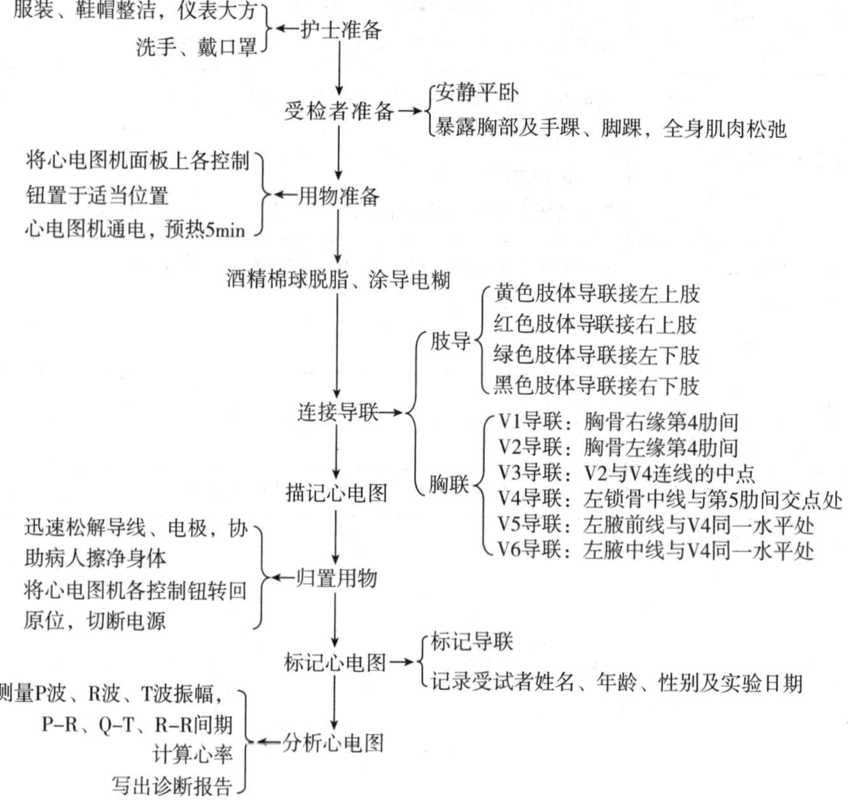

【操作易出现问题提示】

1. 防止导联线连接错误。

2. 肢体导联：红黄绿黑四颜色线从右上肢开始按顺时针方向分别连接四个肢体。

3. 胸导联：重点将 V1、V2、V4 导联的探查电极安置正确，余下的 V3、V5、V6 导联的探查电极就容易安置了。

【考核标准】

心电图操作技术考核评分标准

班级______ 学号______ 姓名______ 操作时间______ 成绩______

序号	项目	分值	内容	扣分
1	护士准备	5	衣帽整齐，符合要求。洗手、戴口罩	
2	受检者准备	5	暴露胸部及手踝、脚踝，全身肌肉松弛	
3	用物准备	5	心电图机打开，通电预热	
4	涂导电糊	5	酒精棉球脱脂，涂导电糊	
5	连接导联线、安放电极	5 5 5 5 5 5 5 5 5 5	红色导联线连接右上肢 黄色导联线连接左上肢 绿色导联线连接左下肢 黑色导联线连接右下肢 V1 导联置于胸骨右缘第 4 肋间 V2 导联置于胸骨左缘第 4 肋间 V3 导联置于 V2 与 V4 连线的中点 V4 导联置于左锁骨中线与第 5 肋间处 V5 导联置于左腋前线与 V4 同一水平处 V6 导联置于左腋中线与 V4 同一水平处	
6	描记心电图	3	按开开关，描记 12 导联心电图	
7	归置用物	3 2 2	松解导联、电极，放回原处 协助病人擦拭身体，整理衣物 关闭心电图机，切断电源	
8	标记心电图	2	取下记录纸，记录导联、受试者姓名、年龄、性别及实验日期	
9	分析心电图	3 5 5	测量各波段 计算心率 做出诊断	
10	总体评价	5	操作熟练准确，时间不超过 4min	

实训三十一　尿糖测定操作

【目的】

1. 了解尿糖的正常值及其意义。
2. 掌握尿糖检测的方法。
3. 培养学生关心、爱护、尊重病人的职业素质。
4. 培养与病人及其家属有效沟通的能力和团队协作精神。

【用物】

尿杯、尿糖试纸、化验单、污物盘。

【操作流程】

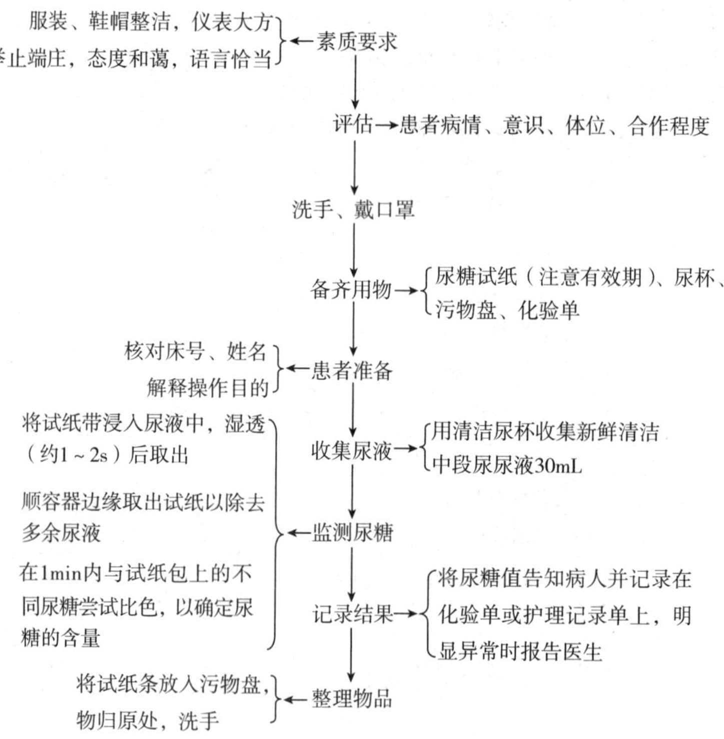

【操作易出现问题提示】

1. 取试纸时勿将试纸弄湿污染。
2. 取试纸后及时将试纸瓶盖紧。
3. 比色读数要及时，需在1min内完成。

【考核标准】

尿糖测定操作考核评分标准

班级______　学号______　姓名______　操作时间______　成绩______

序号	项目	分值	内容	扣分
1	护士准备	5	衣帽整齐，符合要求，洗手、戴口罩	
2	用物准备	10	尿杯、尿糖试纸、化验单、污物盘	
3	环境准备	2	环境清洁舒适，光线充足	
4	评估患者	5	正确评估患者病情及合作程度	
5	患者准备	10	核对姓名床号，解释操作目的	
6	操作过程	10	正确指导患者收集清洁中段尿	
		10	正确取试纸，将瓶塞盖紧	
		10	熟练将试纸浸入尿中并及时正确取出	
		10	正确及时比色读数	
7	记录结果	10	尿糖值告知病人并记录	
8	整理物品洗手	5	归置用物，洗手	
9	关心病人	3	态度和蔼	
10	总体评价	10	操作熟练，无多余动作，省时节力	

实训三十二　血糖仪的使用

【目的】

1. 了解血糖的正常值及其临床意义。
2. 掌握血糖仪测血糖的基本方法。
3. 培养学生关心、爱护、尊重病人的职业素质。
4. 培养与病人及其家属有效沟通的能力和团队协作精神。

【用物】

血糖监测仪、采血笔、采血针头、血糖试纸、消毒治疗盘（内置75%酒精、棉棒、化验单）。

【操作流程】

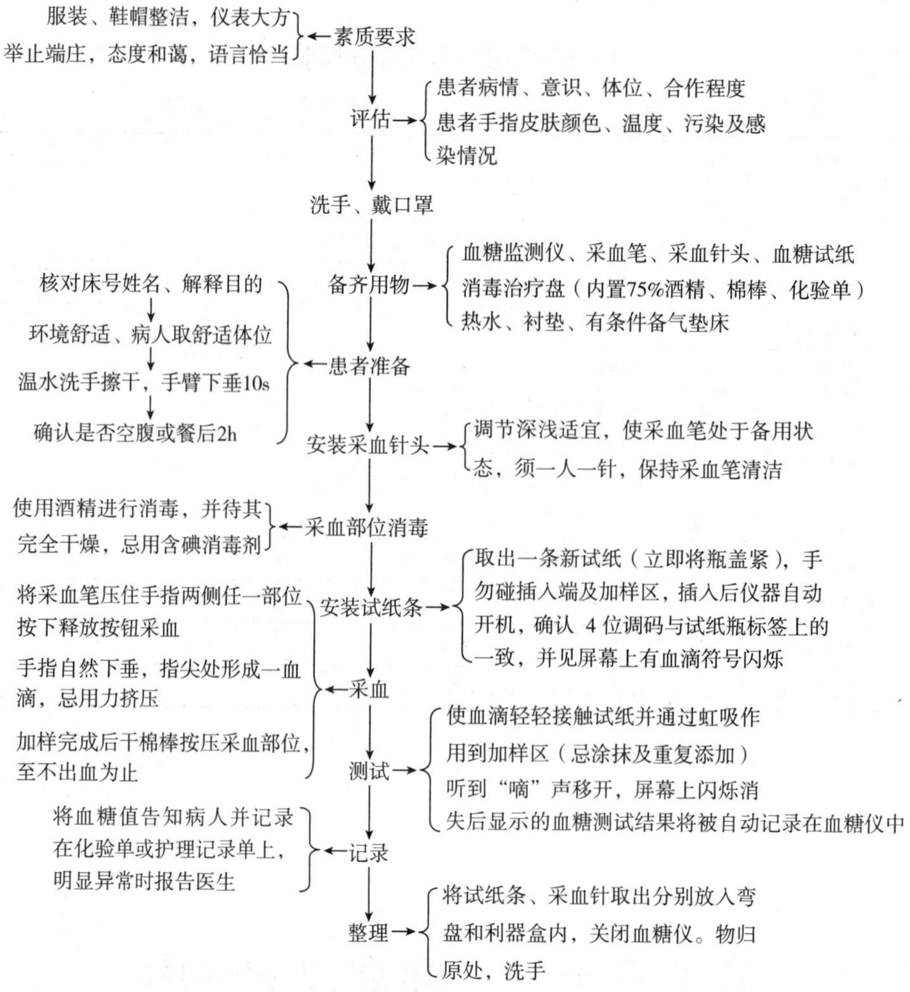

【操作易出现问题提示】

1. 认真核对4位调码。
2. 手指消毒不可用含碘消毒液，待消毒液完全干后再采血。

【考核标准】

血糖仪的使用考核评分标准

班级______　学号______　姓名______　操作时间______　成绩______

序号	项目	分值	内容	扣分
1	护士准备	5	衣帽整齐，符合要求，洗手、戴口罩	
2	用物准备	10	血糖监测仪、采血笔、采血针头、血糖试纸、消毒治疗盘	
3	环境准备	5	环境清洁舒适，光线充足	
4	评估患者	5	评估患者病情、合作程度及采血部位颜色	
5	患者准备	10	核对姓名床号，解释操作目的，询问进食情况	
6	操作过程	5 10 10 10 5	正确安装针头 消毒并擦干手指，正确使用采血笔 正确安装试纸条，并开机 正确将血液加至加样区 正确读取结果	
7	记录结果	5	血糖值告知病人并记录	
8	整理物品洗手	5	归置用物，洗手	
9	关心病人	5	态度和蔼	
10	总体评价	10	操作熟练，无多余动作，省时节力	

实训三十三　护理体检的基本方法

【目的】

1. 通过感觉器官或借助简单的检查工具对病人全身或某些部位进行系统的检查以了解其健康状况、早期发现健康隐患和疾病线索。
2. 进一步验证问诊中得到的有临床意义的症状，通过护理体检发现其原因和部位，结合护理病史，明确护理诊断。

【用物】

体温表、血压计、压舌板、棉签、手电筒、叩诊锤、听诊器、手表、直尺等。

【操作流程】

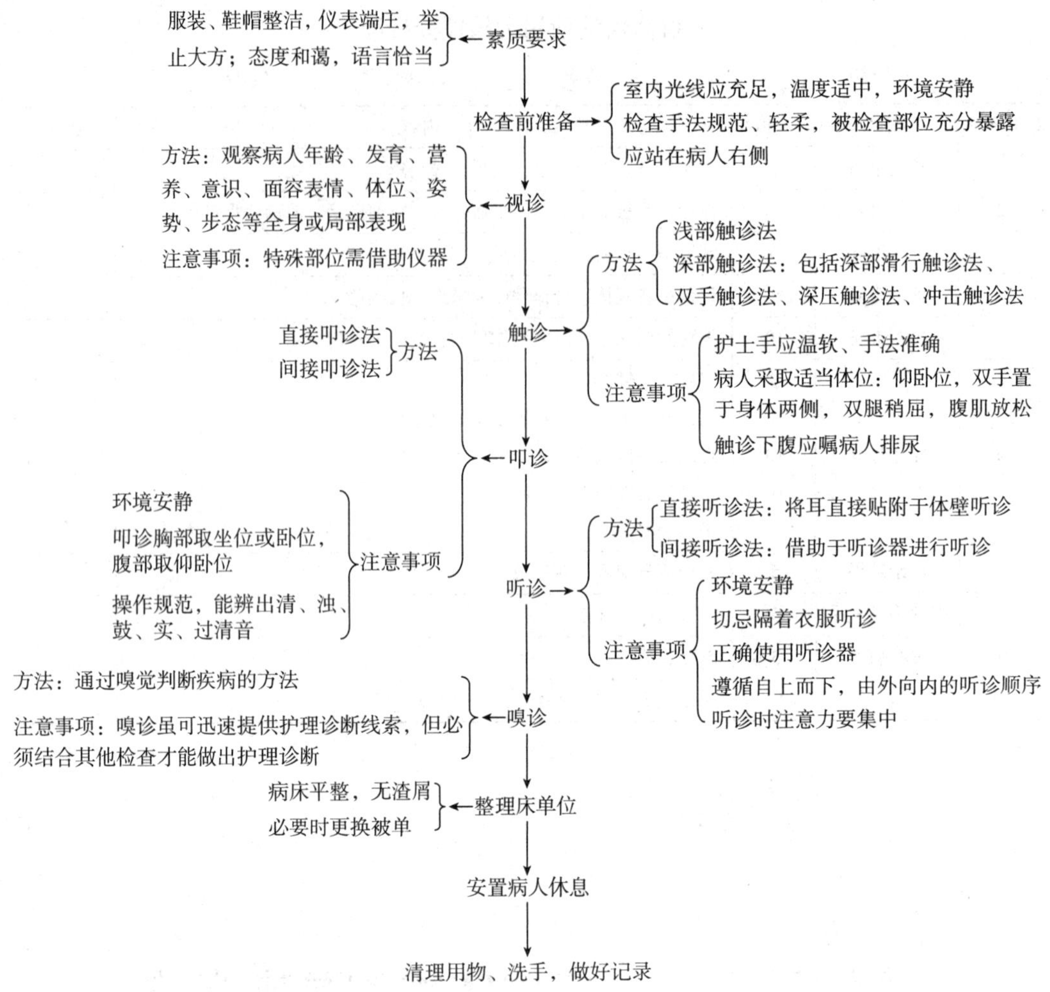

【操作易出现问题提示】

1. 避免暴露过多，以免着凉。
2. 按照顺序进行，避免重复和遗漏，避免反复翻动病人。
3. 每一个部位均按照视、触、叩、听、嗅的顺序进行。

【考核标准】

护理体检的基本方法考核评分标准

班级______ 学号______ 姓名______ 操作时间______ 成绩______

序号	项目	分值	内容	扣分
1	护士准备	3	衣帽整齐、洗手、戴口罩，站于病人右侧	

续表

序号	项目	分值	内容	扣分
2	用物准备	3	准备体温表、血压计、叩诊锤、听诊器、直尺等	
3	环境准备	2	环境安静，光线充足	
4	患者准备	2	核对病人，进行解释	
5	视诊	10	观察病人年龄、发育、营养、意识、面容表情、体位、姿势、步态等	
6	触诊	2 8 4 10	检查前向病人解释触诊目的、消除顾虑 病人采取适当体位：仰卧位，双手置于身体两侧，双腿稍屈，腹肌放松 触诊下腹应嘱病人排尿 不同部位采取相应的触诊方法，手法轻柔、准确	
7	叩诊	5 10	病人采取适当体位：叩诊胸部取坐位或仰卧位，叩诊腹部取仰卧位 正确掌握间接叩诊法	
8	听诊	2 2 3 10	环境安静，听诊时注意力要集中 病人采取适当体位：取坐位或仰卧位 正确使用听诊器，切忌隔着衣服听诊 听诊胸部时，应左右、上下进行对比，遵循自上而下、由外向内的顺序	
9	嗅诊	10	能够分辨出异常气味所代表的疾病	
10	安置病人休息	2		
11	洗手、记录	2		
12	总体评价	10	操作熟练，无多余动作，省时节力	

实训三十四　胸腔穿刺术护理

【目的】

1. 熟悉胸腔穿刺术的流程，能熟练配合医生进行胸腔穿刺。
2. 爱护病患，能与患者进行有效沟通。

【用物】

胸腔穿刺包、无菌手套、无菌注射器、消毒棉球、胶布、2%利多卡因、0.1%的肾上腺素等。

【操作流程】

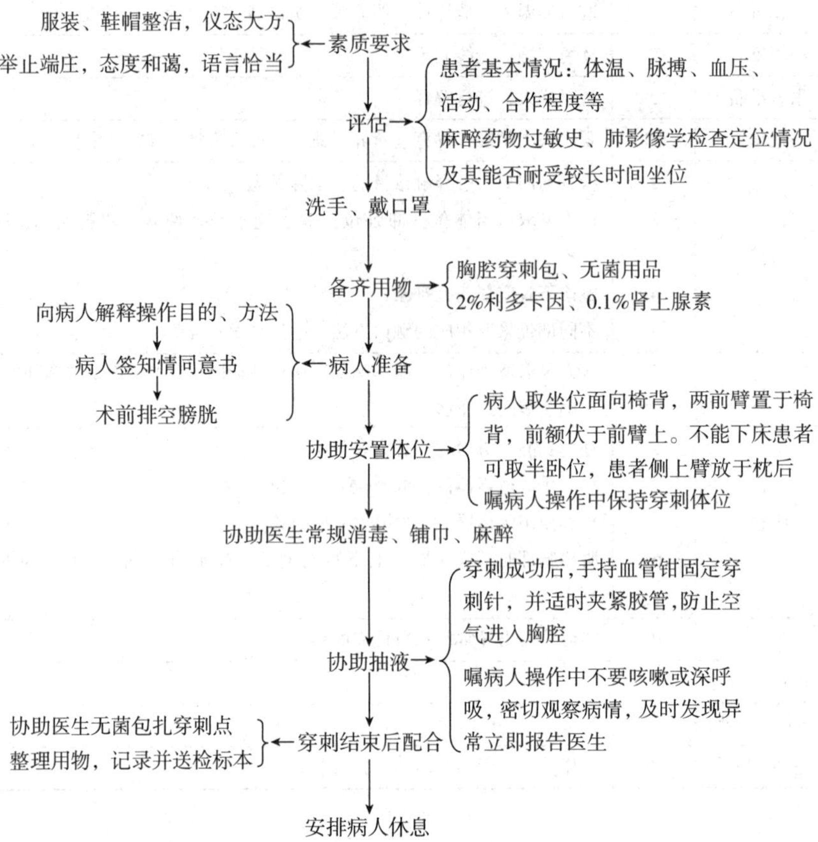

【操作易出现问题提示】

1. 注意协助医生固定好穿刺针，防止刺入过深损伤肺组织。
2. 适时夹紧胶管，防止空气进入胸腔。
3. 告知病人操作中避免咳嗽或者深呼吸，以免损伤肺组织。

【考核标准】

胸腔穿刺术护理考核评分标准

班级______ 学号______ 姓名______ 操作时间______ 成绩______

序号	项目	分值	内容	扣分
1	评估	6	麻醉药物过敏史、肺影像学检查定位情况和病人能否耐受长时间坐位	
2	环境准备	2	安静、整洁、温湿度适宜、用屏风遮挡	
3	用物准备	8	胸腔穿刺包、无菌手套、无菌注射器、消毒棉球、2%利多卡因、0.1%的肾上腺素等	

续表

序号	项目	分值	内容	扣分
4	病人准备	8	核对病人，向病人解释穿刺目的、方法、注意事项，签署知情同意书；嘱病人术前排空膀胱	
5	护士准备	2	衣帽整齐，洗手，戴口罩、帽子	
6	安置体位	8	协助病人采取合适体位，嘱病人操作中保持穿刺体位，操作中尽量不要咳嗽或深呼吸	
7	术中配合	8	协助医生对穿刺点进行消毒、铺巾、麻醉	
		10	持血管钳正确固定穿刺针，在协助抽液中能适时夹紧胶管，防止空气进入胸腔	
		8	密切观察病情变化，嘱病人不要咳嗽或深呼吸，询问病人有无不适，及时发现异常报告医生	
		8	拔针后，能协助医生对穿刺点进行正确处理	
8	术后配合	8	继续观察病情变化	
		4	认真整理物品，医疗垃圾分类处置	
		4	护理记录准确，及时正确送检标本	
9	安置病人	6	整理病床单元，安置病人休息 鼓励病人深呼吸，促使肺膨胀	
10	总体评价	10	配合熟练，无菌观念强，护患沟通到位，关心病人	

实训三十五　腹腔穿刺术护理

【目的】

1. 熟悉腹腔穿刺术流程，能熟练配合医生进行腹腔穿刺。
2. 爱护病患，能与患者进行有效沟通。

【用物】

腹腔穿刺包、无菌手套、无菌注射器、消毒棉球、多头腹带、米尺、胶布、2%的利多卡因、0.1%的肾上腺素等。

【操作流程】

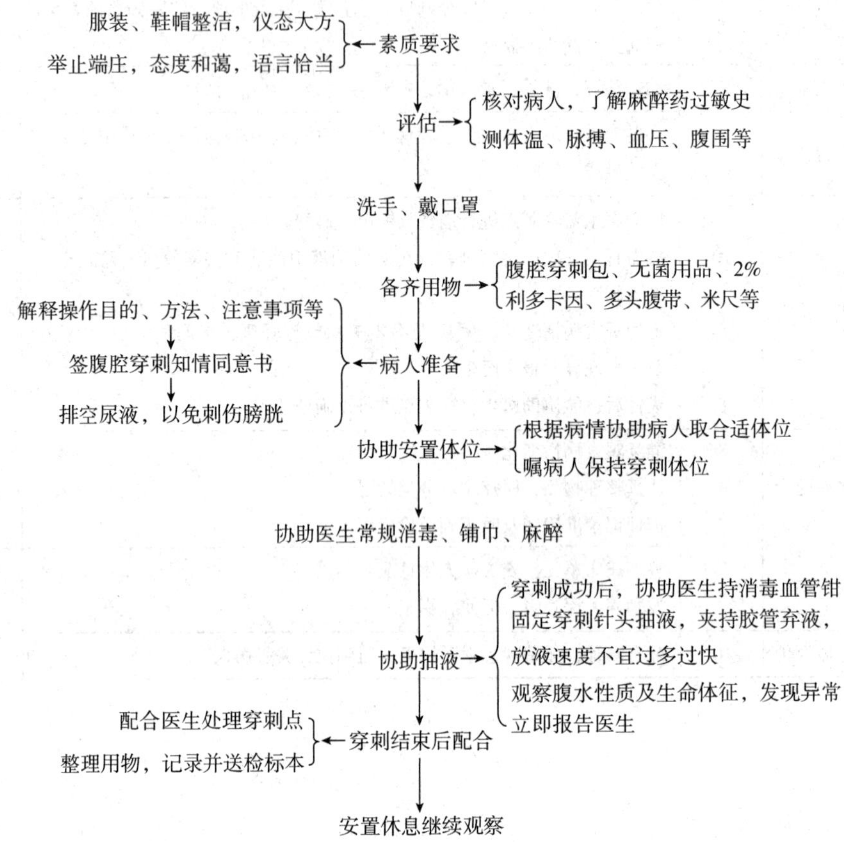

【操作易出现问题提示】

1. 一次放液不可过多过快，放液后，需束多头腹带，以防腹内压骤降。

2. 操作过程中发现病人面色苍白、头晕、心悸等，立即报告医生，必要时停止穿刺。

【考核标准】

腹腔穿刺术护理考核评分标准

班级______ 学号______ 姓名______ 操作时间______ 成绩______

序号	项目	分值	内容	扣分
1	评估	6	麻醉药物过敏史、测量体温、脉搏、血压、腹围等	
2	环境准备	2	安静、整洁、温湿度适宜，必要时用屏风遮挡	
3	用物准备	8	腹腔穿刺包、无菌手套、无菌注射器、消毒棉球、2% 利多卡因、多头腹带、胶布等	

续表

序号	项目	分值	内容	扣分
4	病人准备	8	核对患者，进行解释，签署知情同意书，告知病人操作中保持穿刺体位，不要随意活动，排空膀胱	
5	护士准备	2	衣帽整齐，洗手，戴口罩、帽子	
6	安置体位	8	协助体位安置正确，病人舒适，暴露腹部	
7	术中配合	8 10 8 8	协助医生对穿刺点进行消毒、铺巾、麻醉 持血管钳正确固定穿刺针，协助抽液方法正确，放液速度缓慢 观察腹水性质、密切观察病情，询问病人有无不适，及时发现异常报告医生 拔针后，能协助医生对穿刺点进行正确处理	
8	术后配合	8 4 4	继续观察病情 认真整理物品，医疗垃圾分类处置 护理记录准确，及时正确送检标本	
9	安置病人	6	嘱咐病人平卧休息 8～12h，或者卧向非穿刺侧 整理病床单元，病人舒适	
10	总体评价	10	配合熟练，无菌观念强，护患沟通到位，关心病人	

实训三十六　腰椎穿刺术护理

【目的】

1. 熟悉腰椎穿刺流程，能熟练配合医生进行腰椎穿刺。

2. 具有关心、爱护、尊重病人的职业素质，培养与病人及其家属有效沟通的能力和团队协作精神。

【用物】

无菌腰椎穿刺包（内有腰椎穿刺针、2mL 及 20mL 注射器、7 号注射针头、洞巾、纱布、试管、测压器）、手套、胶布、2% 利多卡因注射液、消毒盘、急救药；需做培养者，准备培养基。

【操作流程】

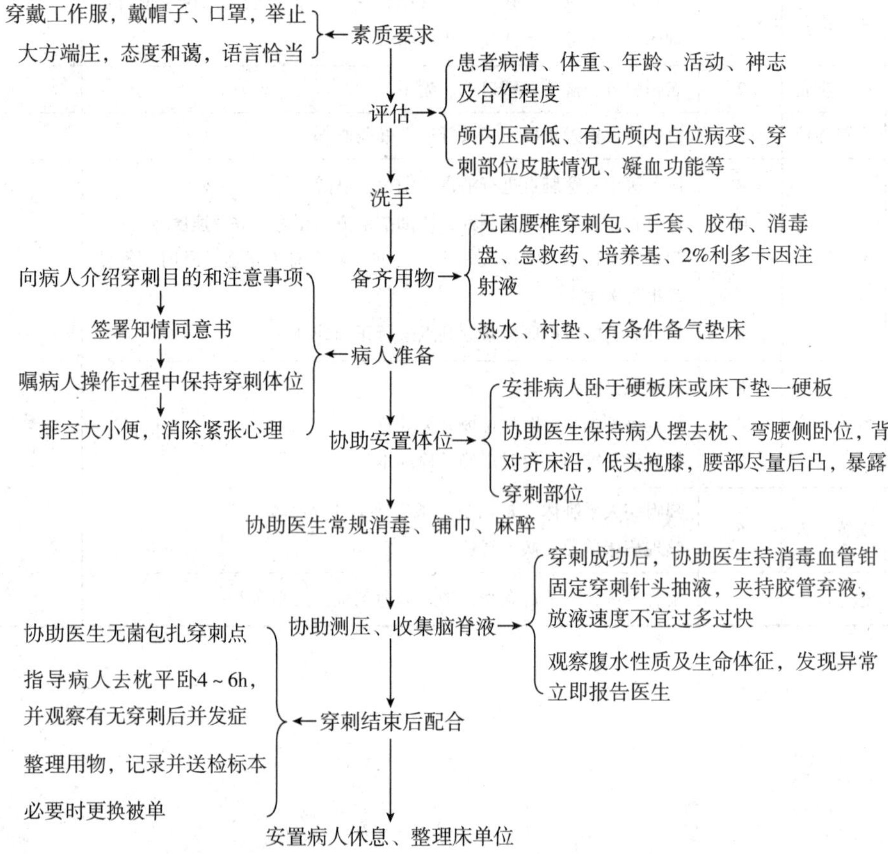

【操作易出现问题提示】

1. 注意正确安置穿刺体位。
2. 术后指导病人正确的平卧方式及时间，并注意观察穿刺点。

【考核标准】

腰椎穿刺术护理考核评分标准

班级______ 学号______ 姓名______ 操作时间______ 成绩______

序号	项目	分值	内容	扣分
1	护士准备	10	衣帽整齐，符合要求。洗手、戴口罩	
2	评估	2	患者的病情、身体状况及有无腰穿禁忌症	
3	用物准备	10	无菌腰椎穿刺包、手套、胶布、消毒盘、急救药、培养基、2%利多卡因注射液	
4	环境准备	10	环境清洁，光线充足	

续表

序号	项目	分值	内容	扣分
5	患者准备	10	核对患者，进行解释，签署知情同意书	
6	体位安置	2	安排病人卧于硬板床或床下垫一硬板 协助病人取弯腰侧卧位	
7	术中配合	5 5 5 5 5	协助医生严格消毒穿刺部位 穿刺成功，协助医生接测压管测定颅内压 术中询问病人有无不适，一旦发现异常立即通知医生，停止穿刺，并做相应处理 移去测压管后，协助医生收集脑脊液 术毕，协助医生无菌包扎穿刺点	
8	术后配合	5 5	指导病人去枕平卧4～6h 观察病人有无穿刺后并发症	
9	整理用物、记录并送检标本	5 2 2	认真整理用物，废弃物品妥善处理 做好操作护理记录 及时送检脑脊液标本	
10	安置好病人，整理床单位	2	病人舒适，病床平整，无渣屑，必要时更换被单	
11	总体评价	10	操作熟练，无多余动作，省时节力，关心爱护病人	

实训三十七　骨髓穿刺术护理

【目的】

1. 熟悉骨髓穿刺术流程，能熟练配合医生进行骨髓穿刺。
2. 爱护病患，能与患者进行有效沟通。

【用物】

骨髓穿刺包、无菌手套、无菌注射器、胶布、棉签、2%利多卡因、载玻片及推玻片，若需要做细菌培养还应该准备培养基、酒精灯等。

【操作流程】

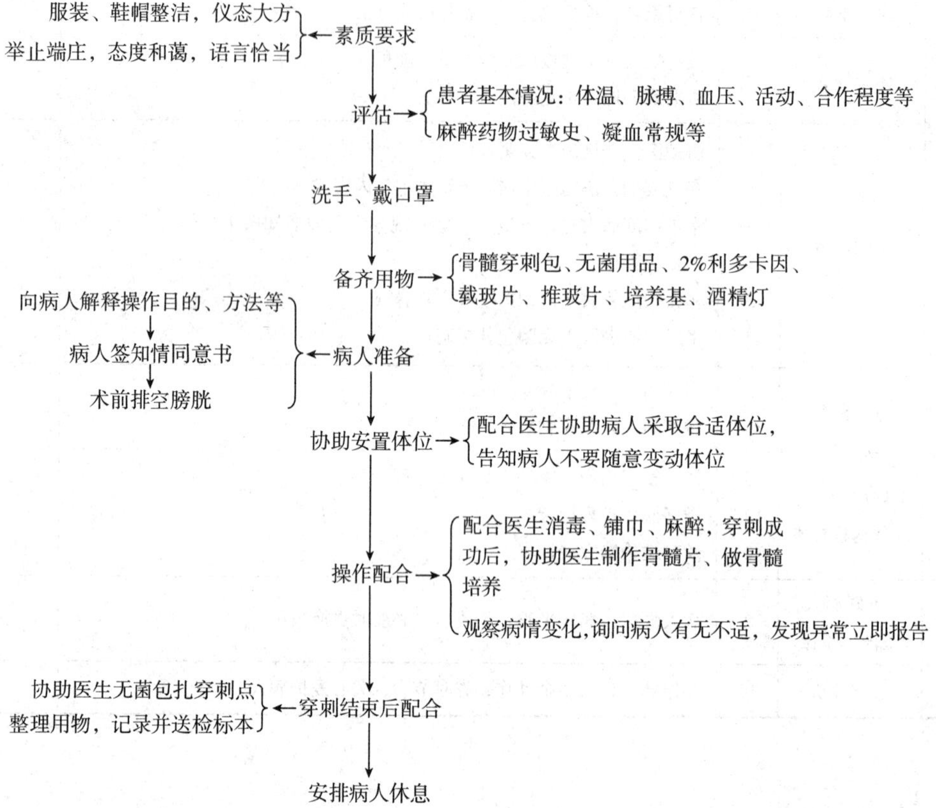

【操作易出现问题提示】

注意正确安置穿刺体位，穿刺中不能随意改变体位。

【考核标准】

骨髓穿刺术护理考核评分标准

班级______ 学号______ 姓名______ 操作时间______ 成绩______

序号	项目	分值	内容	扣分
1	评估	2	评估病人的神志与合作能力，生命体征等	
2	环境准备	2	安静、整洁、温湿度适宜、用屏风遮挡	
3	用物准备	8	骨髓穿刺包、无菌手套、无菌注射器、消毒棉球、2% 利多卡因、载玻片、推玻片、培养基等	
4	病人准备	8	向病人解释穿刺目的、方法、注意事项，签署知情同意书	
5	护士准备	2	衣帽整齐，洗手，戴口罩、帽子	
6	安置体位	8	协助病人采取合适体位，嘱病人操作中保持穿刺体位	

续表

序号	项目	分值	内容	扣分
7	术中配合	8	协助医生对穿刺点进行消毒、铺巾、麻醉	
		10	能正确协助医生制作骨髓片、做骨髓培养	
		8	密切观察病情变化，询问病人有无不适	
		8	及时发现异常报告医生	
		8	拔针后，能协助医生对穿刺点进行正确处理	
8	术后配合	8	继续观察病情变化	
		4	认真整理物品，医疗垃圾分类处置	
		4	护理记录准确，及时正确送检标本	
9	安置病人	2	整理病床单元，安置病人平卧休息 4h，嘱咐病人 48 ~ 72h 内禁止沐浴以防伤口感染	
10	总体评价	10	配合熟练，无菌观念强，护患沟通到位，关心病人	

实训三十八　呼吸功能锻炼

【目的】

1. 为了患者能够进行有效呼吸，预防呼吸肌疲劳。
2. 增强呼吸肌功能，提高生活质量。

【用物】

蜡烛、火柴、杂志。

【操作流程】

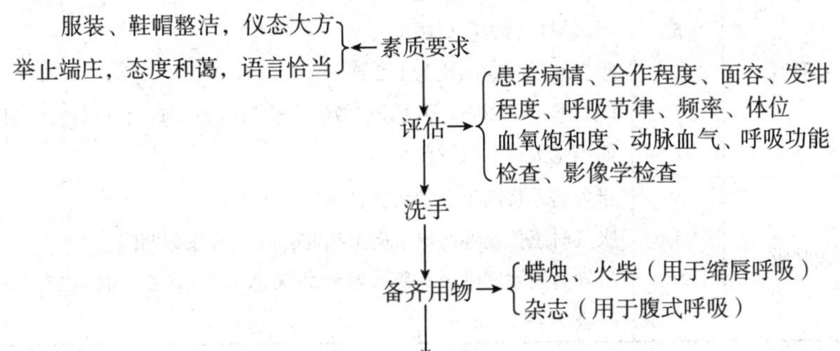

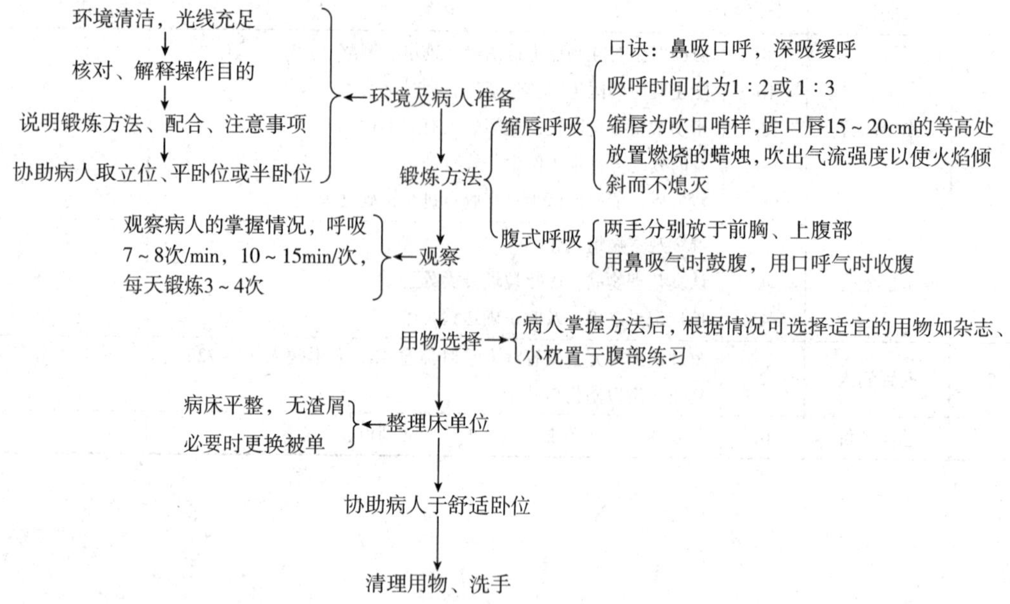

【操作易出现问题提示】

指导病人注意：不要过度用力呼吸，应深吸缓呼，同时全身放松。

【考核标准】

呼吸功能锻炼考核评分标准

班级______ 学号______ 姓名______ 操作时间______ 成绩______

序号	项目	分值	内容	扣分
1	护士准备	5	衣帽整齐，符合要求，洗手	
2	用物准备	5	蜡烛、火柴、杂志	
3	环境准备	2	环境清洁，光线充足	
4	病人准备	5	核对患者，解释操作目的	
5	卧位	5	协助病人取立位、平卧位或半卧位	
6	缩唇呼吸	5 5 5 5	指导病人用鼻吸气用嘴呼气 呼气时口唇为吹口哨样 吸气和呼气时间比为1:2或1:3 距口唇15～20cm等高处，放置燃烧的蜡烛，吹出气以使火焰倾斜而不熄灭，不可过度用力	
7	腹式呼吸	5 5 5	指导病人将两手分别放置在前胸和上腹部 吸气时感觉腹部凸出手向上抬起，呼气时腹部凹陷 告知病人缩唇呼吸和腹式呼吸每天练习3～4次，10～15min/次，呼吸7～8次/min	

续表

序号	项目	分值	内容	扣分
8	宣教	5 5 5	锻炼前告知病人目的、方法、配合、注意事项 锻炼过程中，指导病人掌握锻炼方法 病人掌握正确的锻炼方法后，告知病人坚持锻炼的重要性	
9	安置好病人，整理床单位	2	协助病人于舒适卧位； 病床平整，无渣屑，必要时更换被单	
10	清理用物、洗手	2		
11	总体评价	2	课前预习相关内容	
		2	遵守课堂纪律，听从老师安排	
		5	积极讨论、发言，团结协作	
		5	操作过程中有爱伤意识	
		10	操作熟练，无多余动作，省时节力	

实训三十九　外科洗手、穿无菌手术衣、戴无菌手套

【目的】

1. 减少双手双臂的微生物数量。
2. 防止手术过程中皮肤深部的常驻菌随汗液带到手的表面。
3. 建立无菌屏障，防止病原体传播。
4. 保护患者和工作人员，避免交叉感染和自身感染的发生。

【用物】

遮背式无菌手术衣、无菌手套、洗手液、手消毒液、无菌毛巾、无菌持物钳。

【操作流程】

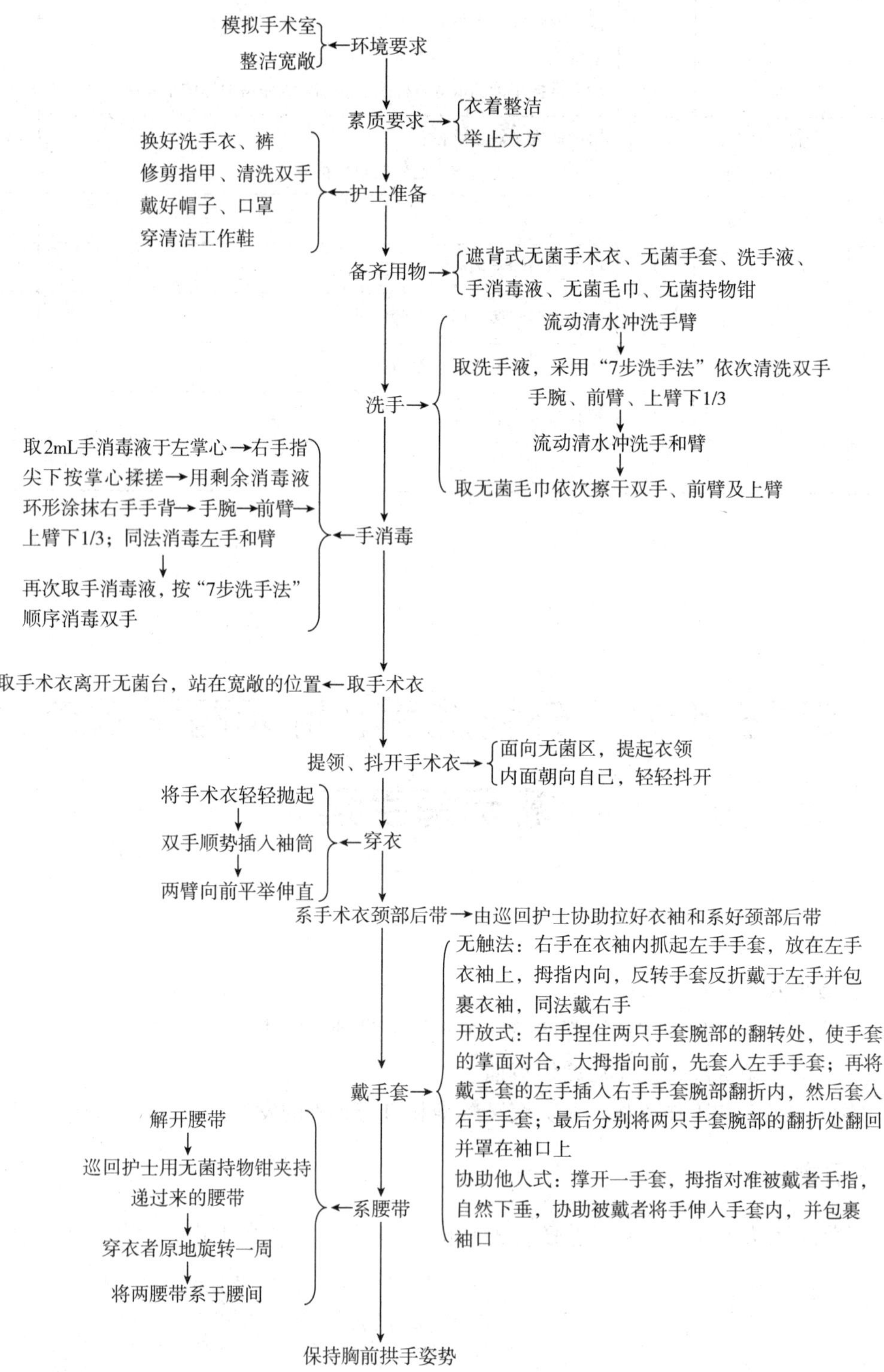
模拟手术室
整洁宽敞
环境要求
素质要求
衣着整洁
举止大方
换好洗手衣、裤
修剪指甲、清洗双手
戴好帽子、口罩
穿清洁工作鞋
护士准备
备齐用物
遮背式无菌手术衣、无菌手套、洗手液、
手消毒液、无菌毛巾、无菌持物钳
流动清水冲洗手臂
取洗手液，采用“7步洗手法”依次清洗双手
手腕、前臂、上臂下1/3
流动清水冲洗手和臂
取无菌毛巾依次擦干双手、前臂及上臂
洗手
取2mL手消毒液于左掌心→右手指
尖下按掌心揉搓→用剩余消毒液
环形涂抹右手手背→手腕→前臂→
上臂下1/3；同法消毒左手和臂
再次取手消毒液，按“7步洗手法”
顺序消毒双手
手消毒
取手术衣离开无菌台，站在宽敞的位置
取手术衣
提领、抖开手术衣
面向无菌区，提起衣领
内面朝向自己，轻轻抖开
将手术衣轻轻抛起
双手顺势插入袖筒
两臂向前平举伸直
穿衣
系手术衣颈部后带
由巡回护士协助拉好衣袖和系好颈部后带
无触法：右手在衣袖内抓起左手手套，放在左手
衣袖上，拇指内向，反转手套反折戴于左手并包
裹衣袖，同法戴右手
开放式：右手捏住两只手套腕部的翻转处，使手套
的掌面对合，大拇指向前，先套入左手手套；再将
戴手套的左手插入右手手套腕部翻折内，然后套入
右手手套；最后分别将两只手套腕部的翻折处翻回
并罩在袖口上
协助他人式：撑开一手套，拇指对准被戴者手指，
自然下垂，协助被戴者将手伸入手套内，并包裹
袖口
戴手套
解开腰带
巡回护士用无菌持物钳夹持
递过来的腰带
穿衣者原地旋转一周
将两腰带系于腰间
系腰带
保持胸前拱手姿势

【操作易出现问题提示】

1. 穿手术衣过程中不得触碰周围物品。未戴手套的手只能接触衣领和内面。伸手入袖时，两臂向前平举伸直。

2. 流动清水冲洗手臂时手朝上、水从肘部流下。

3. 巡回护士协助穿衣时不可触碰手术衣正面。

4. 保持手臂高不过肩，低不过腰，两侧不能越过腋后线。

【考核标准】

外科洗手、穿无菌手术衣、戴无菌手套考核评分标准

班级______ 学号______ 姓名______ 操作时间______ 成绩______

序号	项目	分值	内容	扣分
1	自身仪表准备	10	正确穿洗手衣及裤。不佩戴任何饰物。修剪指甲、清洗双手。戴一次性帽子、口罩。修剪指甲。穿清洁工作鞋	
2	用物准备	5	无菌手术衣、无菌手套、洗手液、手消毒液、无菌毛巾两块、无菌持物钳	
3	环境准备	5	洁净、安静，在拟建立的无菌区内	
4	洗手	15	流动清水冲洗手臂 取洗手液，采用“7 步洗手法”进行手臂清洁，流动清水冲洗手臂（手朝上、肘朝下） 取无菌毛巾两块分别擦干两手臂（手→肘上）	
5	手消毒	10	取 2mL 手消毒液于左掌心→右手指尖下按掌心揉搓→用剩余消毒液环形涂抹于右手手背→手腕→前臂→上臂下 1/3；同法消毒左手和臂。取手消毒液，按“7 步洗手法”搓擦双手，晾干	
6	穿手术衣	30	取手术衣：较宽敞处站立，避免拖拉手术衣 抖开手术衣：手持衣领，内面朝向自己 抛衣入袖：两臂向前平举伸直 系手术衣颈部后带：巡回护士协助 戴手套 系腰带：巡回护士用无菌持物钳协助 手的姿势：胸前拱手，手臂高不过肩，低不过腰，后不越过腋后线	
7	戴手套	15	无触法戴手套 开放式戴手套 他人协助戴手套	
8	全程质量	10	动作轻巧、准确。操作流程正确。态度严肃、认真，无菌观念强。器械护士与巡回护士配合良好	

实训四十　常用手术器械的应用与传递

【目的】

1. 熟悉常用手术器械的应用。
2. 学会常用手术器械的传递方法。

【用物】

手术刀、手术剪、钳类、镊子、拉钩、缝针、缝线、持针钳、吸引器头。

【操作流程】

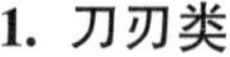

1. 刀刃类

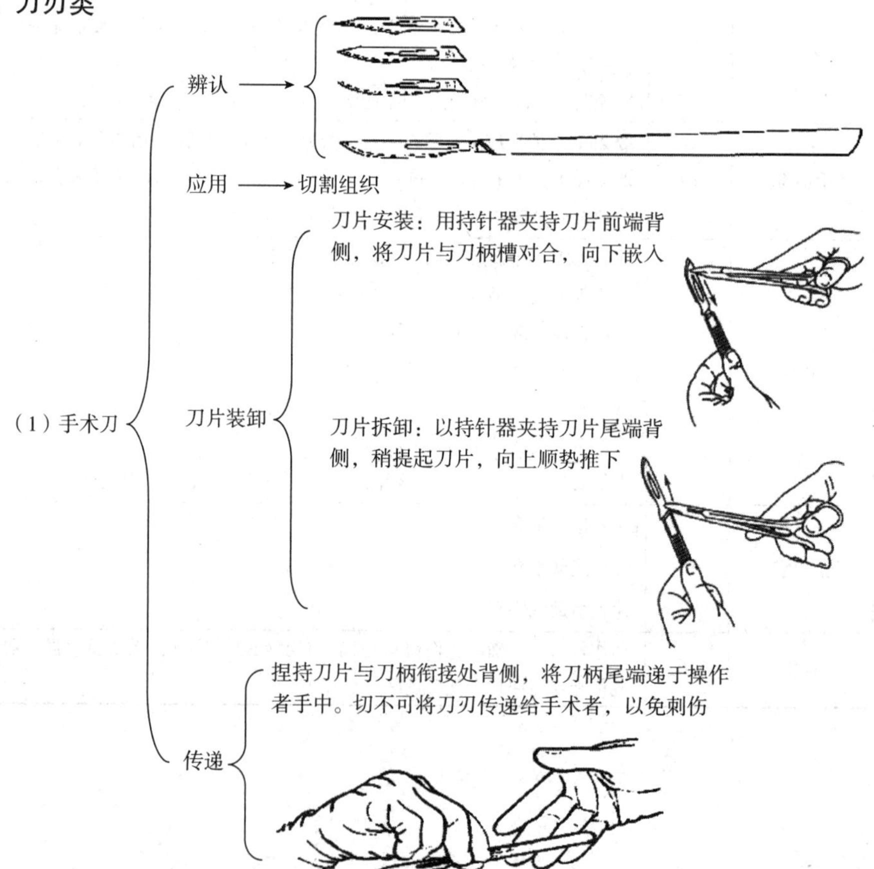

（2）手术剪

- 分类
  - 组织剪
  - 线剪
  - 拆线剪

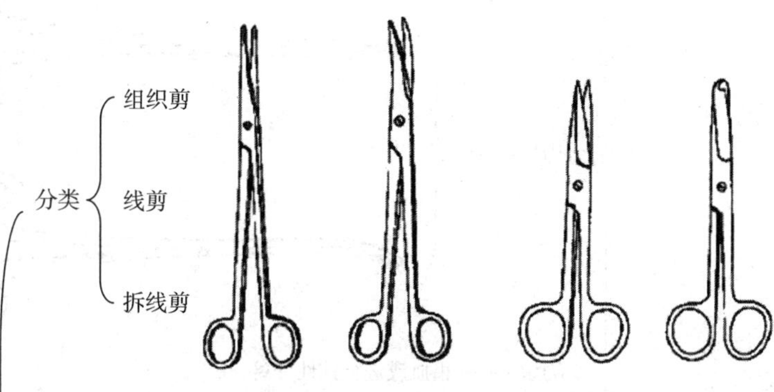

- 应用
  - 组织剪：组织的剪开、分离与解剖
  - 线剪：剪线
  - 拆线剪：拆线

- 执剪法：用拇指及无名指分别伸入剪柄的两环，不宜伸入过深，中指置于剪柄侧面，示指前伸到剪柄和刃片交界处附近，前三指控制剪的开、合，食指有稳定和控制剪的方向的作用。凡器械柄有两环者，均可用此法执持

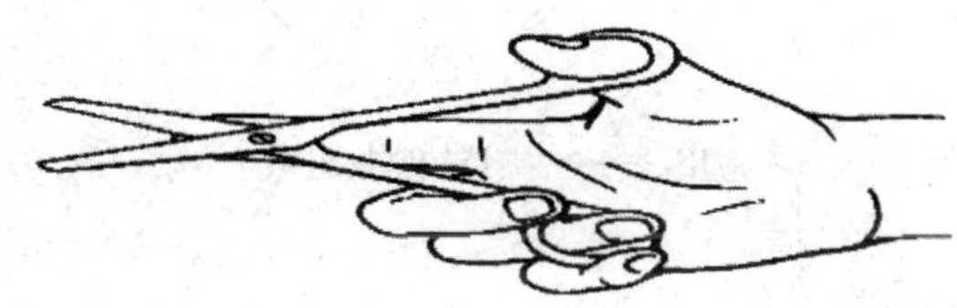

- 递剪法：传递者握持手术剪的中部，弯剪应将弯头向上，然后将剪柄尾端递给操作者

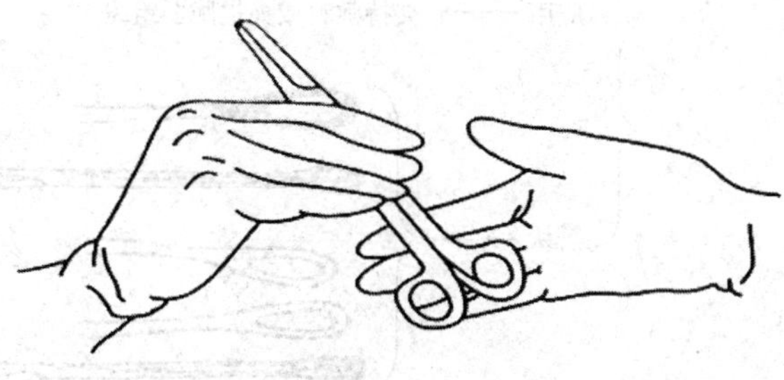

2. 钳、镊类

辨认
应用 止血或进行钝性分离
（1）止血钳
（血管钳）
持钳法
递钳法
应用 夹持较坚韧组织
（2）组织钳
辨认
应用 夹持敷料或夹提脆弱组织
（3）环钳
辨认

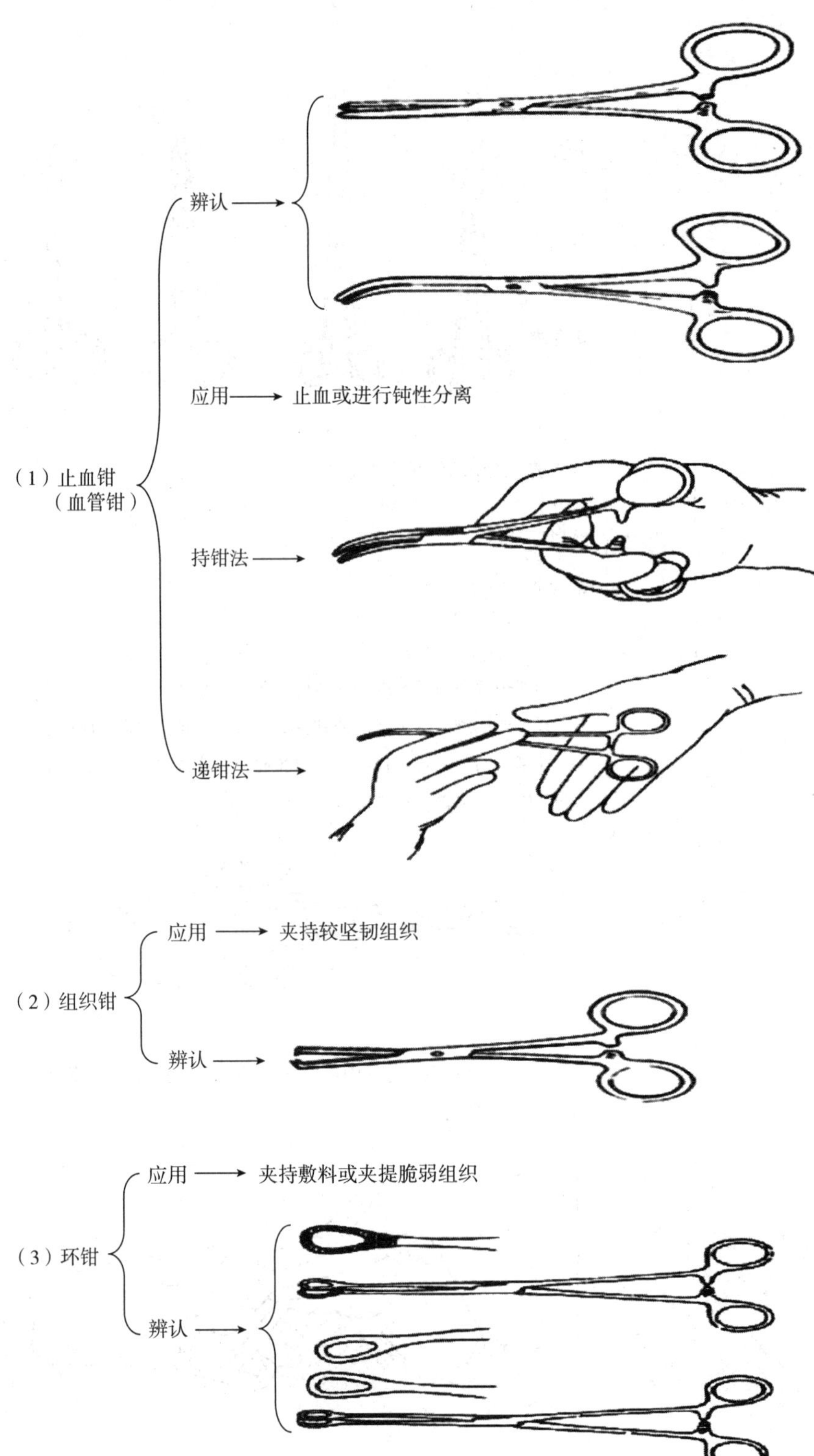

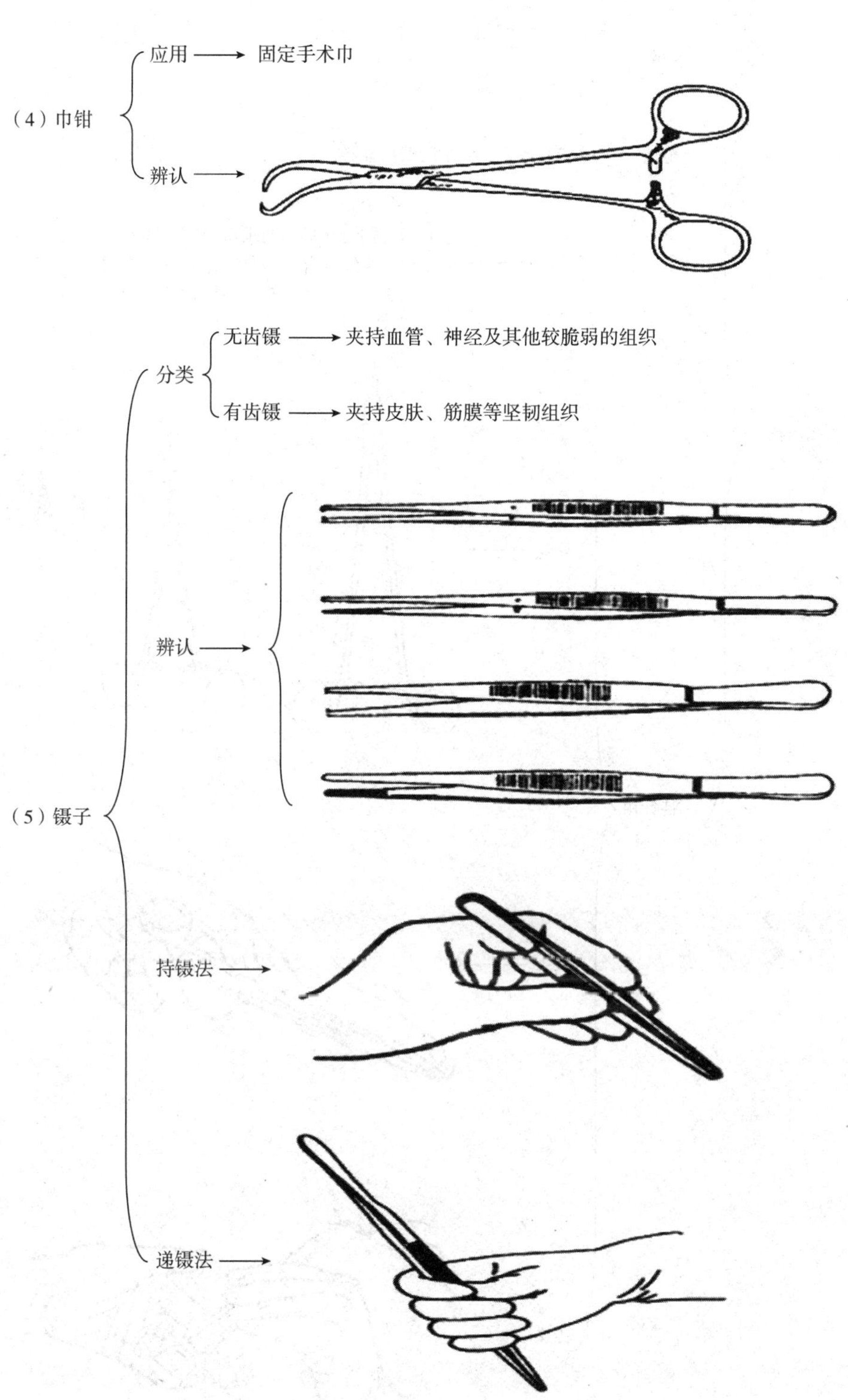
（4）巾钳
应用 → 固定手术巾
辨认 →
（5）镊子
分类
无齿镊 → 夹持血管、神经及其他较脆弱的组织
有齿镊 → 夹持皮肤、筋膜等坚韧组织
辨认 →
持镊法 →
递镊法 →

3. 缝合类

缝合类
缝针
圆针
缝合血管、神经、脏器
三角针
缝合皮肤和韧带
缝线
结扎血管、缝合组织及脏器
持针钳
应用
把持弯针。
持针钳持针带线时要求做到3个“1/3”：缝针上穿线的折回线占总线的1/3,缝针被夹持在针尾的后1/3处,持针钳开口前端的1/3夹持缝针
辨认
执法
传递

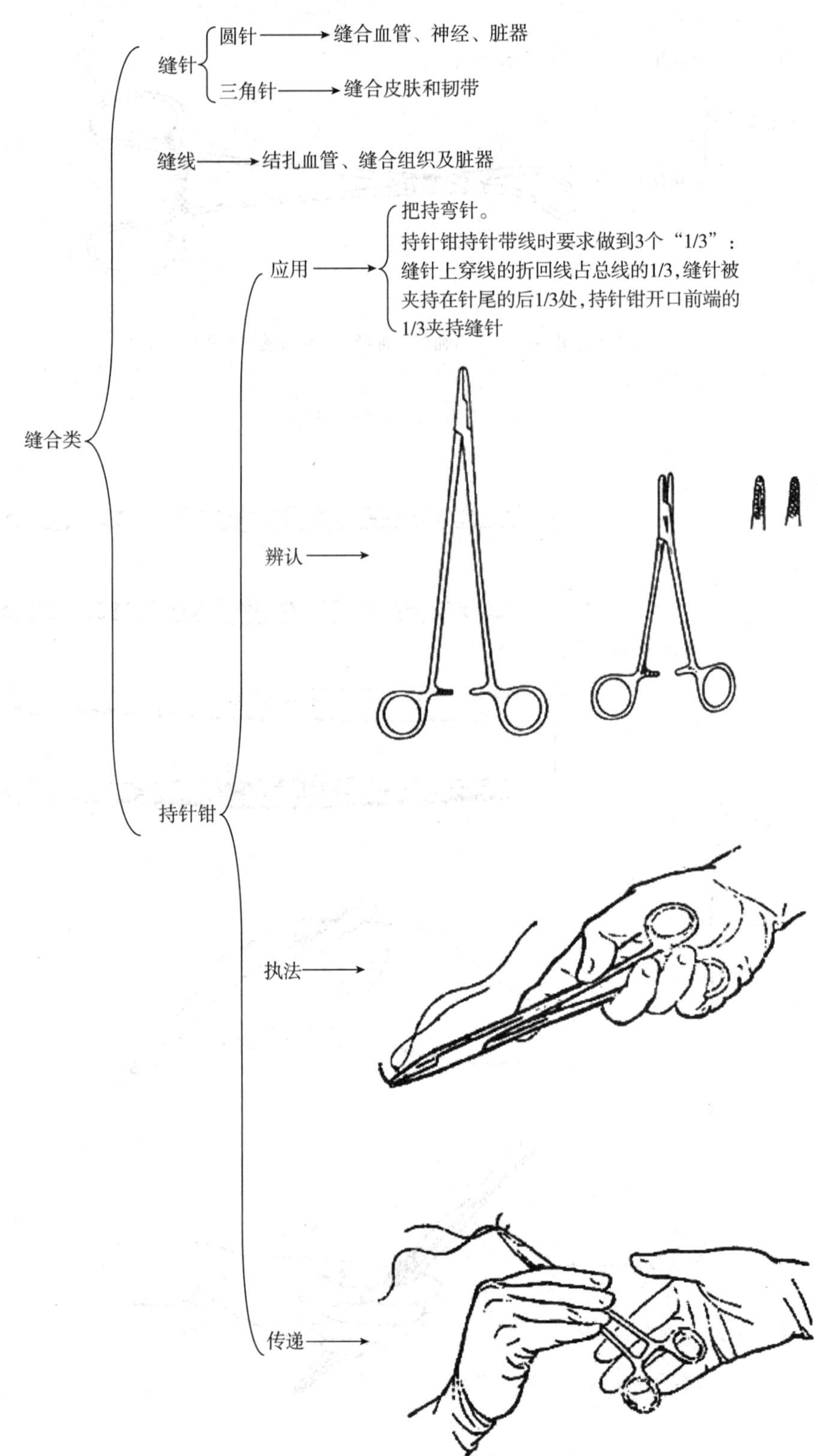

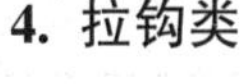

4. 拉钩类

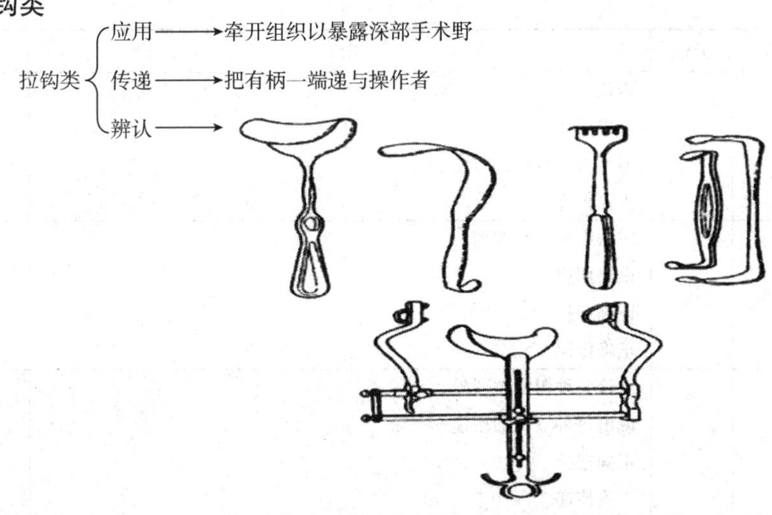

5. 吸引器头

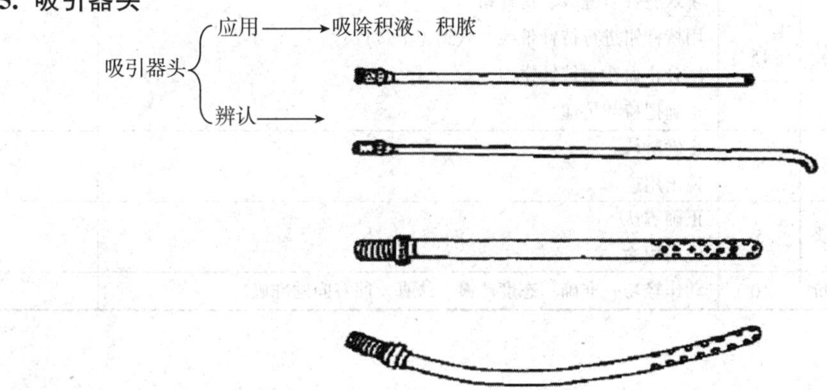

【操作易出现问题提示】

1. 手术刀刀片的安装、拆卸必须用持针器，不可用手或其他器械。传递时不可将刀刃传递给手术者，以免刺伤。

2. 传递弯剪或弯钳时，应将弯头向上。

3. 持针钳持针带线时要求注意 3 个“1/3”。医生回针时要求持针钳夹针。

【考核标准】

常用手术器械的应用与传递考核评分标准

班级______　学号______　姓名______　操作时间______　成绩______

序号	项目	分值	内容	扣分
1	护士准备	5	衣帽整齐，符合要求。洗手、戴口罩	
2	用物准备	5	手术刀、手术剪、钳类、镊子、拉钩、缝针、缝线、持针钳、吸引器头	
3	环境准备	5	环境清洁，光线充足	

续表

序号	项目	分值	内容	扣分
4	手术刀	10	辨认 说出用途 刀片安装与拆卸方法 正确传递	
5	手术剪	10	辨认组织剪与线剪 说出用途 正确把持 正确传递	
6	钳镊类	30	辨认各种钳镊类器械 说出每种器械的用途 正确把持 正确传递	
7	缝合类	15	辨认缝针、缝线、持针钳 用持针钳进行持针带线，做到3个“1/3” 区分止血钳与持针钳 正确把持与传递	
8	拉钩类	5	正确辨认 说出用途	
9	吸引器头	5	正确辨认 说出用途	
10	总体评价	10	动作轻巧、准确。态度严肃、认真。回答问题准确	

实训四十一　配合消毒铺巾、器械台管理

【目的】

1. 建立无菌屏障，防止无菌手术器械及敷料再污染。
2. 加强手术器械管理，防止手术器械、敷料遗漏、遗失。
3. 防止病人出现术后感染。

【用物】

器械台、无菌手术包（无菌治疗巾4块、中单3~4块、剖腹单1个、无菌布巾钳）、无菌持物钳、手术器械包、消毒液。

【操作流程】

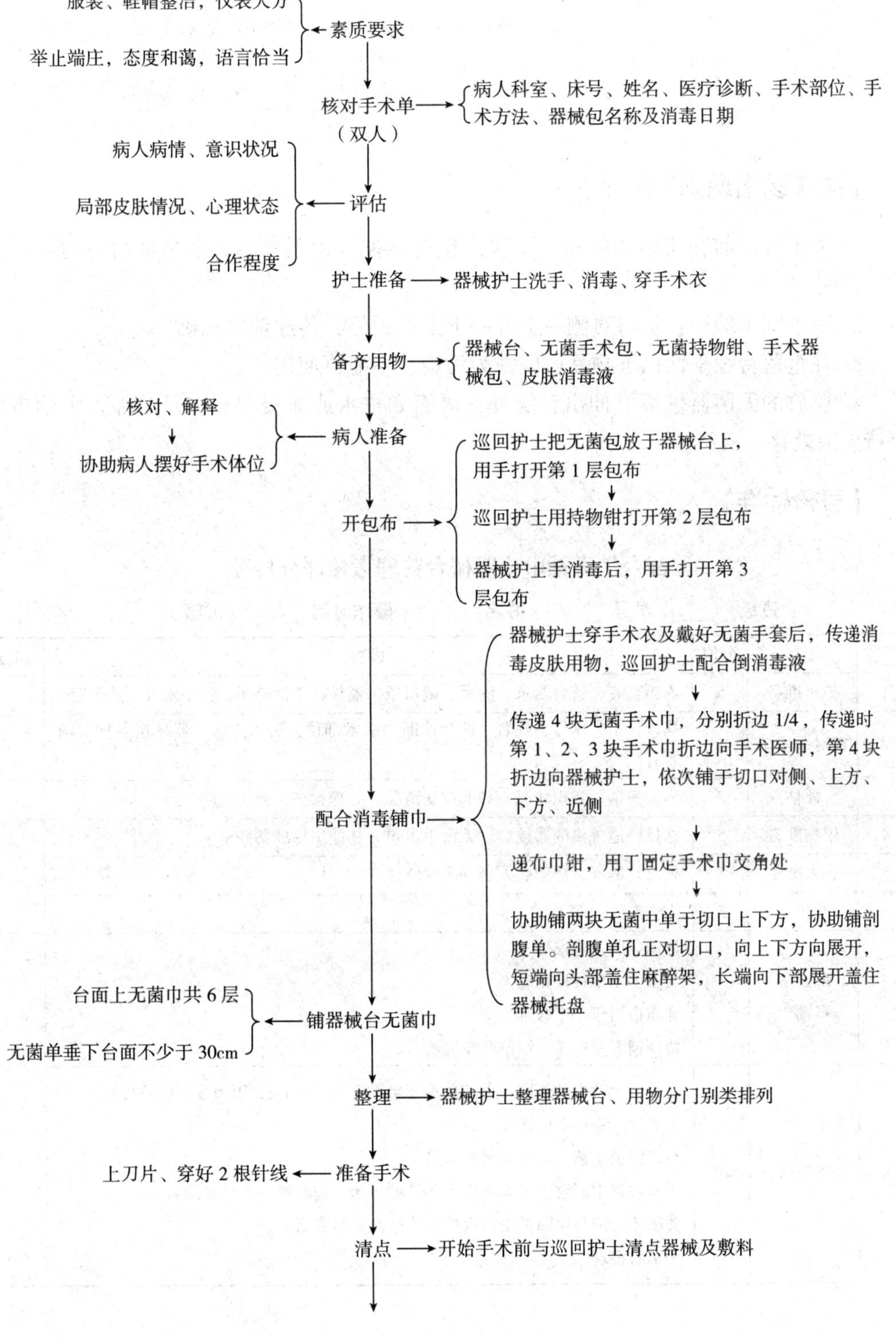
服装、鞋帽整洁，仪表大方
举止端庄，态度和蔼，语言恰当
素质要求
核对手术单（双人）
病人科室、床号、姓名、医疗诊断、手术部位、手术方法、器械包名称及消毒日期
病人病情、意识状况
局部皮肤情况、心理状态
合作程度
评估
护士准备
器械护士洗手、消毒、穿手术衣
备齐用物
器械台、无菌手术包、无菌持物钳、手术器械包、皮肤消毒液
核对、解释
协助病人摆好手术体位
病人准备
巡回护士把无菌包放于器械台上，用手打开第1层包布
巡回护士用持物钳打开第2层包布
器械护士手消毒后，用手打开第3层包布
开包布
器械护士穿手术衣及戴好无菌手套后，传递消毒皮肤用物，巡回护士配合倒消毒液
传递4块无菌手术巾，分别折边1/4，传递时第1、2、3块手术巾折边向手术医师，第4块折边向器械护士，依次铺于切口对侧、上方、下方、近侧
递布巾钳，用丁固定手术巾交角处
协助铺两块无菌中单于切口上下方，协助铺剖腹单。剖腹单孔正对切口，向上下方向展开，短端向头部盖住麻醉架，长端向下部展开盖住器械托盘
配合消毒铺巾
台面上无菌巾共6层
无菌单垂下台面不少于30cm
铺器械台无菌巾
整理
器械护士整理器械台、用物分门别类排列
上刀片、穿好2根针线
准备手术
清点
开始手术前与巡回护士清点器械及敷料

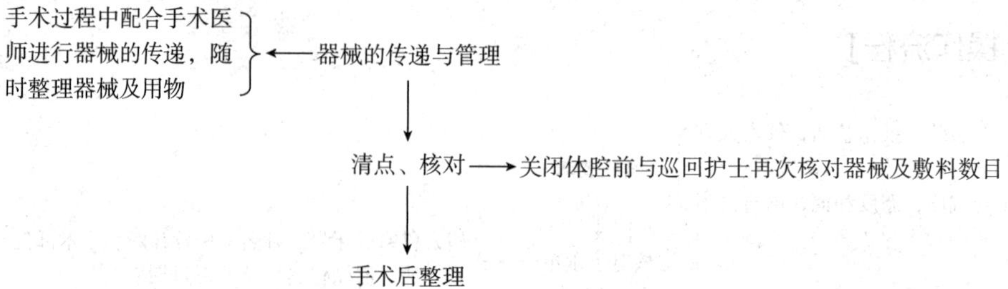

【操作易出现问题提示】

1. 手术开始前和关闭体腔前，要清点核对器械及敷料数目。前后数目不对，不得关闭体腔。

2. 手术铺单顺序：切口对侧→上方→下方→近侧，传递铺单准确。

3. 凡垂落台缘平面以下物品，应视为污染，不能再使用。

4. 摆放的无菌器械不可伸出台缘外，桌面如被水或血浸湿，应及时加盖无菌巾以保持无菌效果。

【考核标准】

配合消毒铺巾、器械台管理考核评分标准

班级______ 学号______ 姓名______ 操作时间______ 成绩______

序号	项目	分值	内容	扣分
1	护士准备	5	衣帽整齐，符合要求。洗手、戴口罩。器械护士消毒手、穿手术衣、戴手套	
2	核对手术单	5	病人科室、床号、姓名、医疗诊断、手术部位、手术方法、器械包名称及消毒日期	
3	评估	5	病人病情、意识状况、局部皮肤情况、心理状态、合作程度	
4	用物准备	5	选择合适规格的器械台，无菌手术包、其他用物准备齐全	
5	病人准备	5	核对、解释，协助病人摆好手术体位	
6	开包布	5	方法准确（第1、2、3层）	
7	配合消毒铺巾	20	协助皮肤消毒准确 无菌手术巾传递正确 递布巾钳于手术医师 协助铺无菌中单、铺剖腹单准确	
8	管理器械台	40	台面上无菌巾共6层，无菌单垂下台面不少于30cm，用物分门别类排列 上刀片、穿好2根针线 与巡回护士清点器械及敷料数目 手术过程中配合手术医师进行器械的传递，随时整理器械及用物 关闭体腔前与巡回护士再次核对器械及敷料数目 手术后整理	

续表

序号	项目	分值	内容	扣分
9	全程质量	10	动作轻巧、准确。操作流程正确。态度严肃、认真，无菌观念强。器械护士与巡回护士及手术医师配合良好	

实训四十二　创伤救护技术

【目的】

1. 抢救伤员生命。
2. 减少出血，抢救休克。
3. 保护创口（面）。
4. 固定骨折防止并发症。
5. 安全快速搬运。

【用物】

无菌纱布、绷带、止血带、夹板、三角巾，木板、担架等。

【操作流程】

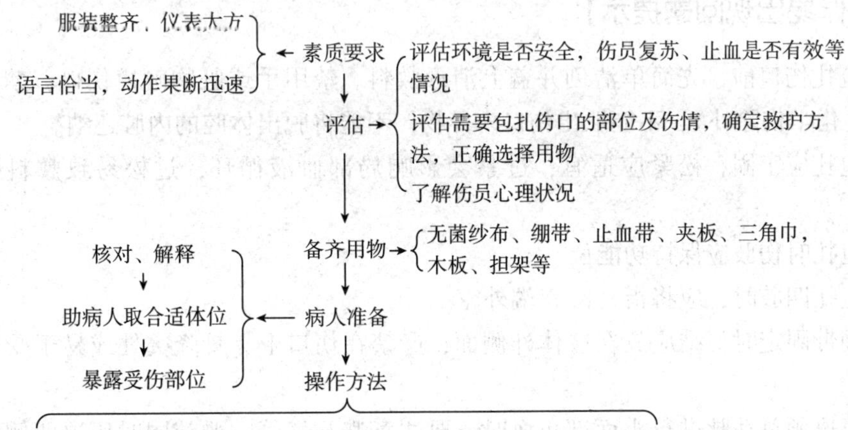

(1) 通气

①指抠口咽法：用一手拇、示指拉出病人的舌头，另一只手示指由口腔一侧伸入口腔和咽部，迅速清除堵塞物。

②击背法：嘱病人前倾或半俯卧，一手托其胸骨前，用另一手猛击其背部两肩胛骨之间，促使上呼吸道堵塞物咳出。

③垂俯压腹法：病人俯卧，从背侧用双上肢围抱住病人上腹部，将病人抱起使腹部突然受压，促进上呼吸道堵塞物吐出。

④托颌牵舌法：用手将下颌骨向前托起，同时将舌牵出使呼吸道通畅。

(2) 止血

①指压法：将中等或较大的动脉压在骨的浅面。

②压迫包扎法：用无菌纱布压迫包扎伤口。

③填塞止血法：先用无菌纱布铺盖伤口，继以纱布条、绷带充填其中，再在外层加压包扎。

④止血带法

橡皮止血带法：上肢出血在上臂的上 1/3，下肢出血在股中部→衣服等做衬垫→止血带尾端打活结→记录使用时间，间隔 1 小时放松 2～3min。

气囊止血带法：检查是否漏气→纱布垫用宽幅纱布固定→充气前先驱血，术毕缓慢松开气阀，取下止血带→上肢气压 40kPa，下肢 80kPa，连续使用不超过 1.5h，必要时可放松一次，间隔 5～10min 再次充气使用。

(3) 包扎：绷带包扎。病人取舒适坐位或卧位→骨隆突处加衬垫→选择宽度合适的绷带→四肢从远心端向近心端缠绕→包扎时力度均匀，松紧适度，动作轻快→每包扎一周应压住上一周的 1/3～1/2，最后重复缠绕 2 周后打结。

(4) 固定：固定前尽可能牵引伤肢和矫正畸形→固定范围要包含骨折处上下两个关节→伤口出血者应先止血包扎再固定→固定物不可与皮肤直接接触。

(5) 搬运：必须保持伤处稳定，切勿弯曲和扭动加重损伤。

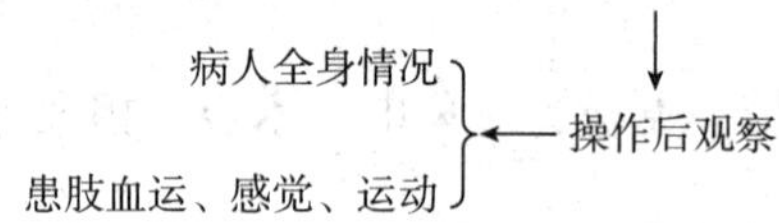

【操作易出现问题提示】

1. 包扎伤口前，先简单清创并盖上消毒敷料。禁用手或脏物触摸伤口，禁用水冲洗伤口（化学伤除外），不能取出伤口内异物，不能将脱出体腔的内脏还纳。

2. 包扎应牢固，松紧应适宜，过紧会影响局部血液循环，过松易致敷料脱落或移动。

3. 包扎时伤肢应保持功能位。

4. 包扎四肢时，应将指（趾）端外露。

5. 绷带固定时，结应放在肢体外侧面，严禁在伤口上、骨隆突处或易于受压的部位打结。

6. 压迫颈总动脉进行头面部止血时，要注意避开气管；严禁同时压迫两侧颈总动脉，以防大脑缺血、缺氧；不可高过环状软骨，以免颈动脉窦受压而引起血压突然下降。

7. 固定后避免不必要的搬动。

【考核标准】

创伤救护技术考核评分标准

班级______　学号______　姓名______　操作时间______　成绩______

序号	项目	分值	内容	扣分
1	护士准备	10	衣帽整齐，符合要求	
2	用物准备	5	备齐救护用品	
3	环境准备	5	选择较平整开阔地带	
4	通气技术	5 5 5 5	能正确应用指抠口咽法解除梗阻 能正确应用击背法解除梗阻 能正确应用垂俯压腹法解除梗阻 能正确应用托颌牵舌法解除梗阻	
5	止血技术	5 5 5 10	正确应用指压法止血 正确应用压迫包扎法止血 正确应用填塞止血法止血 正确应用止血带法止血，包括橡皮止血带法和气囊止血带法	
6	包扎技术	10	纱布绷带包扎，顺序正确，松紧适度	
7	固定技术	10	固定牢靠	
8	搬运技术	10	搬运及时，保持伤处稳定，未出现弯曲和扭动	
9	总体评价	5	操作熟练，不违背操作原则、用物处理得当	

实训四十三　换药护理

【目的】

1. 对清洁伤口施以检查和消毒。

2. 对于感染伤口清除分泌物、异物或坏死组织，保持引流通畅、控制伤口感染，促进肉芽生长和伤口愈合。

【用物】

药碗、无菌镊子、纱布、碘伏棉球、胶布、弯盘，根据伤口情况增加剪刀、血管钳、探针、引流物等。

【操作流程】

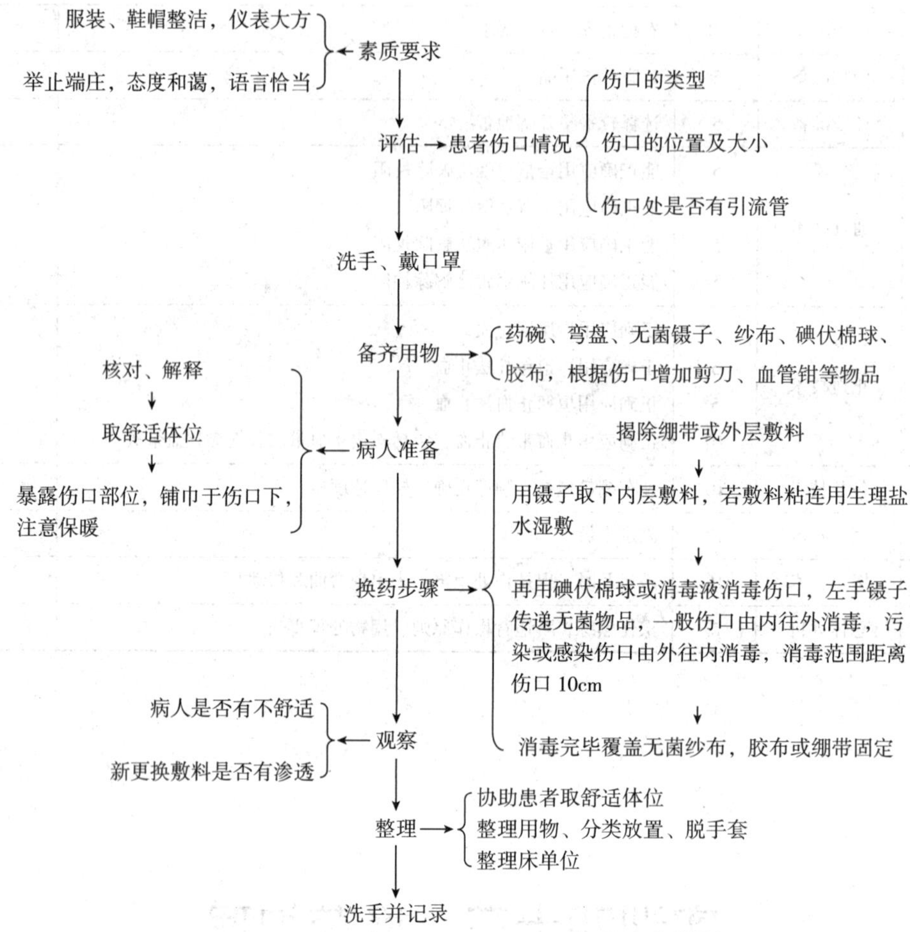

【操作易出现问题提示】

1. 换药前应提前查看伤口，充分准备用物。
2. 内层敷料要用镊子取下，不可直接用手取下。
3. 污染或感染伤口应由外向内消毒。
4. 贴胶布时应顺着皮纹的方向贴。

【考核标准】

换药护理考核评分标准

班级______　学号______　姓名______　操作时间______　成绩______

序号	项目	分值	内容	扣分
1	护士准备	10	衣帽整齐，符合要求。洗手、戴口罩	
2	用物准备	10	药碗、弯盘、无菌镊子、纱布、碘伏棉球等	
3	环境准备	10	环境清洁，光线充足	
4	患者准备	10	核对患者，进行解释	
5	患者卧位	5	取舒适体位 暴露伤口位置	
6	换药步骤	5 5 10 5	用手揭除绷带或外层敷料 用镊子取下内层敷料，若敷料粘连用生理盐水湿敷 用碘伏棉球消毒伤口，左手镊子传递无菌物品，一般伤口由内往外消毒，污染或感染伤口由外往内消毒，动作轻柔，消毒3遍，最后一遍只消毒伤口 消毒完毕覆盖无菌纱布，胶布或绷带固定	
7	观察	5	病人有无不舒适 新敷料是否渗透	
8	整理	5	整理床单，病人取舒适体位 敷料、棉球、纱布等按感染性废弃物处理	
9	记录洗手	10	护士洗手、摘口罩、记录	
10	总体评价	10	关心病人，态度和蔼，操作熟练，无多余动作，省时节力	

实训四十四　更换“T”管引流袋护理

【目的】

1. 更换引流袋，预防感染。
2. 观察了解引流管通畅情况。

【用物】

弯盘、治疗巾、引流袋、血管钳、无菌纱布、手套、小药杯内放碘伏棉球数只、胶布、别针、橡皮筋。

【操作流程】

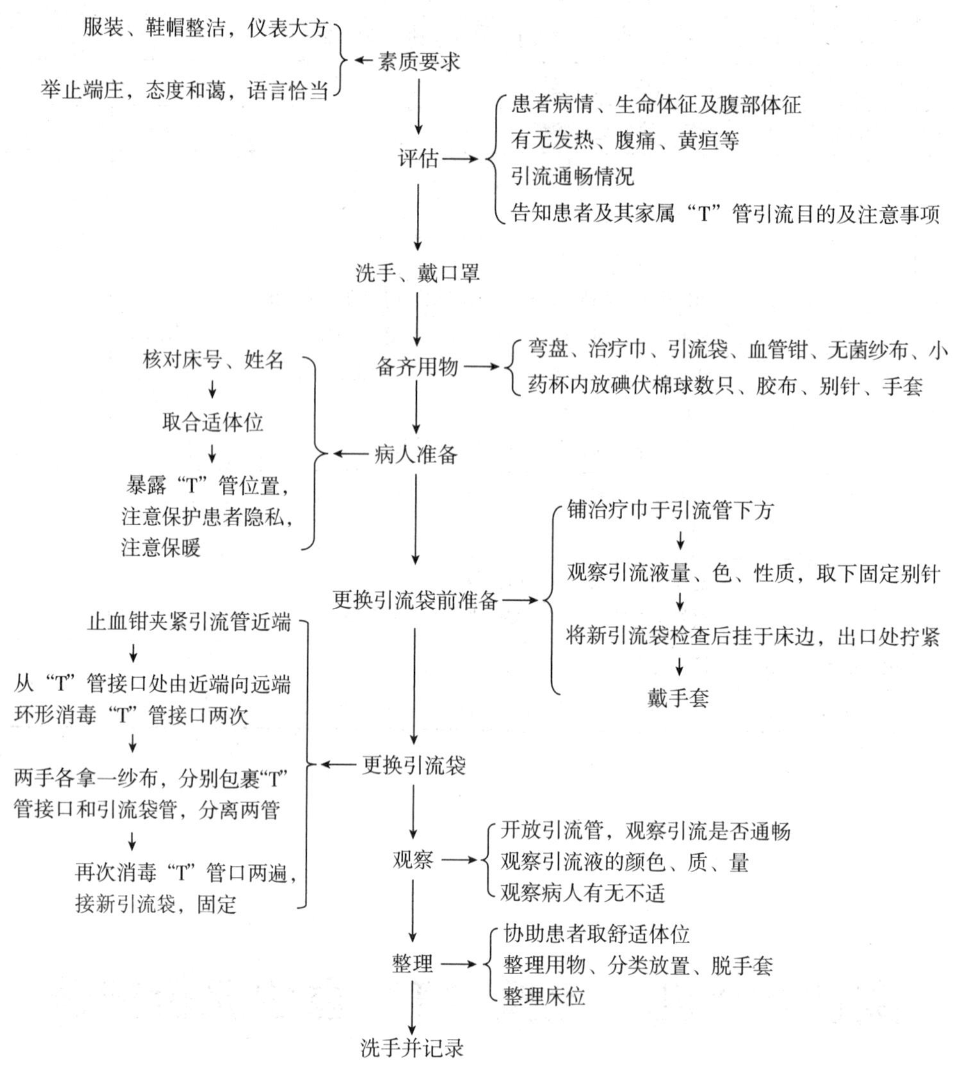

【操作易出现问题提示】

1. 先夹闭引流管再更换引流袋。
2. 更换连接管时，需再次消毒“T”管引流管口。

【考核标准】

更换“T”管引流袋护理考核评分标准

班级______ 学号______ 姓名______ 操作时间______ 成绩______

序号	项目	分值	内容	扣分
1	护士准备	10	衣帽整齐，符合要求。洗手、戴口罩	
2	用物准备	10	弯盘、治疗巾、引流袋、血管钳、无菌纱布、手套、小药杯内放碘伏棉球数只、胶布、别针	
3	环境准备	10	环境清洁，光线充足	
4	患者准备	10	核对患者，进行解释	
5	卧位	5	取合适体位	
6	更换前准备	5	铺治疗巾于引流管下方，取下固定别针； 将新引流袋检查后挂于床边，出口处拧紧，戴手套	
7	更换引流袋	5 5 5 5 5	止血钳夹紧引流管近端 环形消毒“T”管接口两次 分离“T”管接口和引流袋管 再次消毒“T”管口两遍 接新引流袋，连接牢固，别针固定	
8	观察	5	开放引流管，观察引流是否通畅 观察引流液的颜色、质、量	
9	整理	5	协助患者取舒适体位 整理用物、分类放置、脱手套 整理床单位	
10	记录洗手	5	护士洗手、摘口罩、记录	
11	总体评价	10	关心病人，操作熟练，无多余动作，省时节力	

实训四十五 胃肠减压护理

【目的】

1. 为胃肠手术患者做手术前准备。
2. 术后吸出胃肠内气体和胃内容物，减轻腹胀。
3. 解除或缓解肠梗阻所致的症状。

【用物】

胃管、弯盘、纱布、棉签、清水、酒精、石蜡油、别针、橡皮筋、胶布、治疗巾、手套、血管钳、负压引流袋、皮尺、听诊器、电筒。

【操作流程】

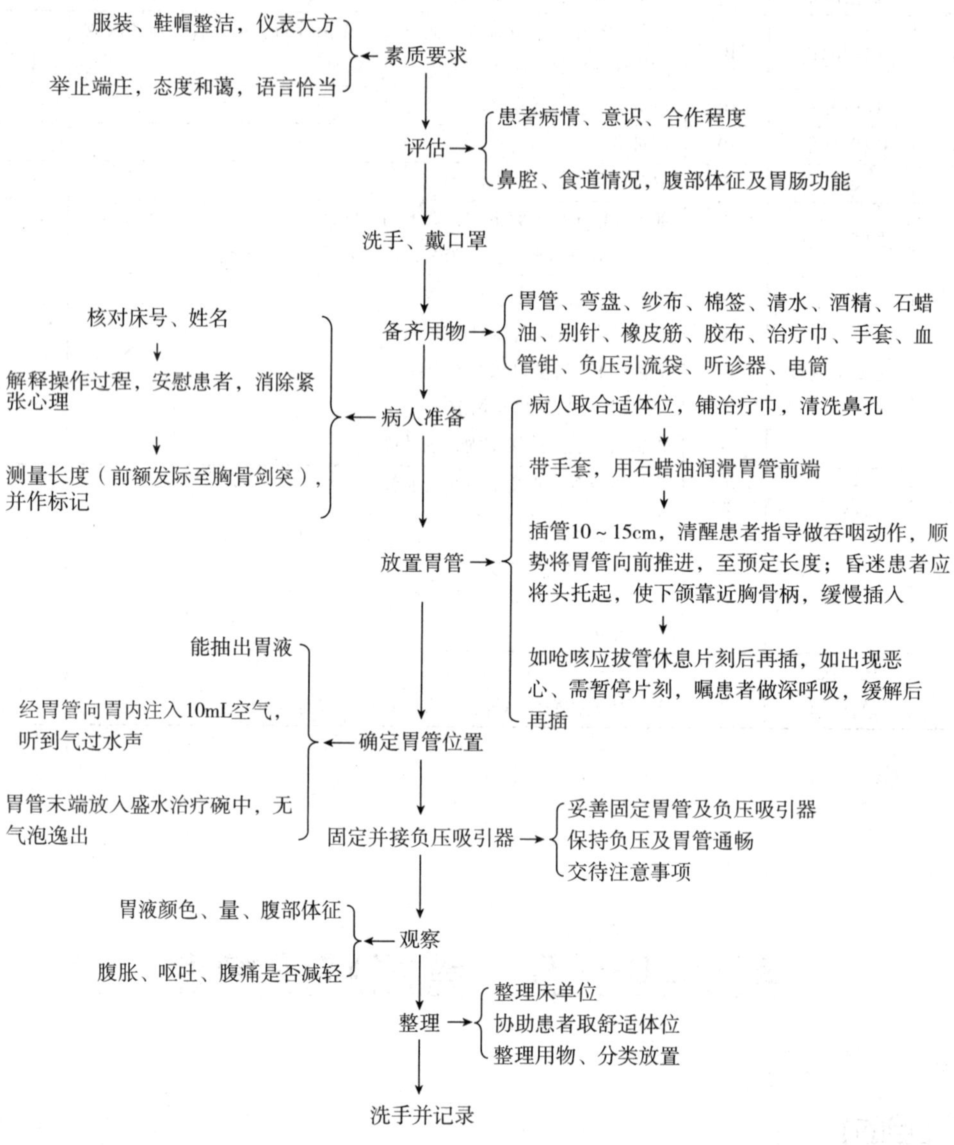

【操作易出现问题提示】

1. 操作前先检查引流器是否通畅，以免造成置管后引流不畅。

2. 插管过程如出现恶心、呕吐，应暂停片刻，嘱患者做深呼吸，待缓解后再插入；如出现呛咳、呼吸困难，应立即拔管，休息片刻后重新插入。

3. 置入胃管后检查是否在胃内。

【考核标准】

胃肠减压护理考核评分标准

班级______　学号______　姓名______　操作时间______　成绩______

序号	项目	分值	内容	扣分
1	护士准备	10	衣帽整齐，符合要求。洗手、戴口罩	
2	用物准备	10	胃管、弯盘、纱布、棉签、清水、酒精、石蜡油、别针、橡皮筋、胶布、治疗巾、手套、血管钳、负压引流袋、听诊器、电筒等	
3	环境准备	10	环境清洁，光线充足	
4	患者准备	10	核对患者，进行解释	
5	卧位	5	取合适体位	
6	放置胃管	5 5 5 10	铺治疗巾，清洗鼻孔 戴手套，用石蜡油润滑胃管前段 清醒患者指导配合做吞咽动作；昏迷患者应用一手托起头部，缓慢插入 确定胃管位置	
7	固定并接吸引器	5	妥善固定胃管及负压吸引器； 保持负压及胃管通畅	
8	观察	5	胃液颜色、量及腹部体征、腹痛症状是否减轻	
9	整理	5	病人舒适 病床平整 所用物品分类放置	
10	记录洗手	5	记录引流液的量、色、质	
11	总体评价	10	关心病人，操作熟练，无多余动作，省时节力	

实训四十六　造口护理技术

【目的】

1. 保持造口周围皮肤的清洁。
2. 帮助患者掌握护理造口的方法。

【用物】

治疗盘内置造口袋、剪刀、造口尺寸表、纱布或棉球、弯盘、治疗碗及镊子。另备治疗巾及橡胶单、无菌生理盐水、手套。

【操作流程】

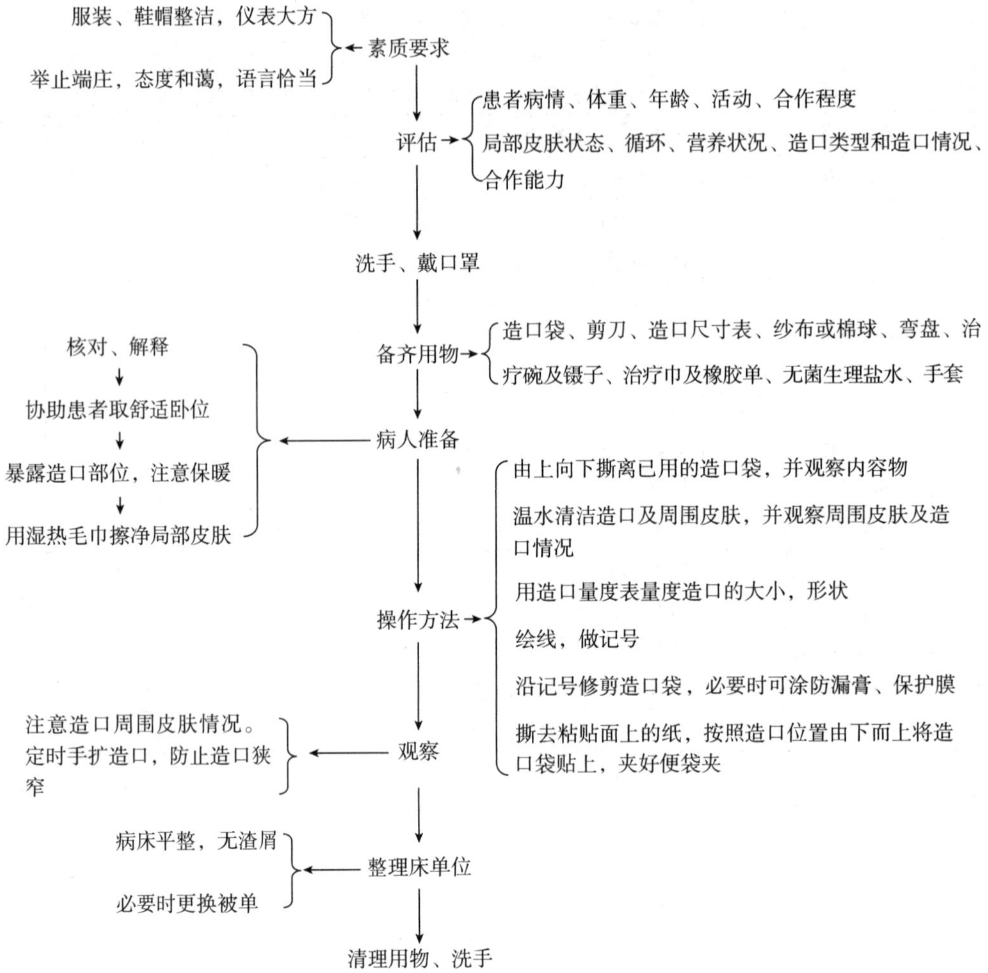

【操作易出现问题提示】

1. 更换造口袋时应防止袋内容物排出，污染切口。
2. 注意造口与切口距离，防止伤口感染。
3. 贴造口袋之前要保持造口袋周围皮肤干燥。
4. 造口袋裁剪时与实际造口相反，不规则造口要注意裁剪方向。
5. 造口袋与造口黏膜之间保持适当空隙（1～2mm）。

【考核标准】

造口护理技术考核评分标准

班级______ 学号______ 姓名______ 操作时间______ 成绩______

序号	项目	分值	内容	扣分
1	护士准备	10	衣帽整齐，符合要求。洗手、戴口罩	
2	用物准备	10	备齐造口护理用品	
3	环境准备	10	环境清洁，光线充足	
4	患者准备	10	核对患者，进行解释	
5	卧位	3	协助患者取舒适体位	
6	取下原来底板	5 5	手法正确 处理好原来肛袋	
7	清洁造口皮肤	5 5	清洁干净 顺序得当	
8	测量造口直径	5 5	底板开孔直径测量正确 检查开孔边缘是否光滑	
9	粘贴造口袋	3 3 3	检查造口周围皮肤是否干洁 粘贴造口袋后平整、无皱褶 袋子开口拉平反折	
10	交代注意事项	2		
11	安置好病人，整理床单位	2	病人舒适，病床平整，无渣屑 必要时更换被单	
12	记录、洗手	2		
13	关心病人	2		
14	总体评价	10	操作熟练，无多余动作，省时节力	

实训四十七　胸腔闭式引流护理

【目的】

1. 引流胸腔内积气、积血、积液。
2. 恢复和保持胸膜腔负压，维持纵隔的正常位置，促进肺膨胀。

【用物】

止血钳、弯盘、治疗巾、碘伏、消毒棉签、胸腔闭式引流瓶。

【操作流程】

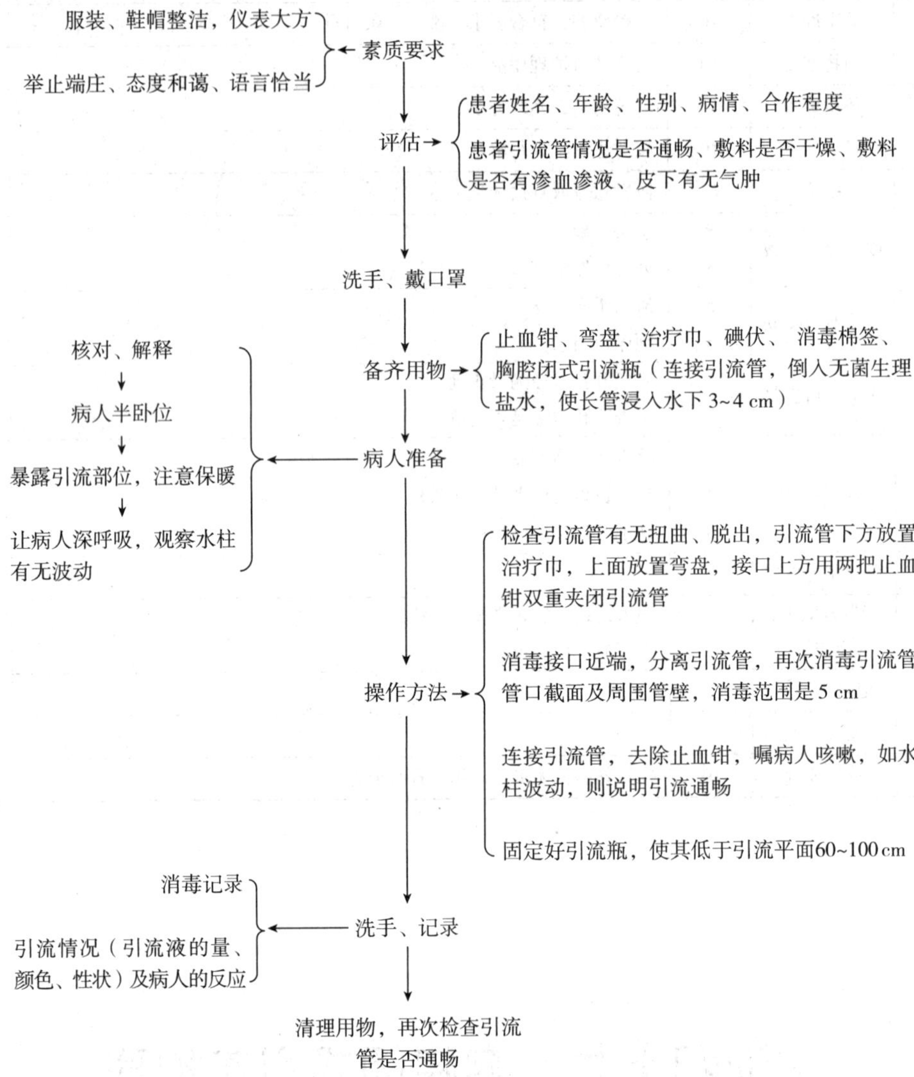

【操作易出现问题提示】

1. 保持管道的密闭、通畅。
2. 引流瓶低于引流平面，并按时更换。
3. 随时观察长玻璃管中的水柱波动情况，及时处理异常。

【考核标准】

胸腔闭式引流护理考核评分标准

班级______ 学号______ 姓名______ 操作时间______ 成绩______

序号	项目	分值	内容	扣分
1	护士准备	10	衣帽整齐，符合要求。洗手、戴口罩	
2	用物准备	10	胸腔闭式引流瓶（连接引流管，倒入无菌生理盐水，使长管浸入水下 3 ~4cm）	
3	环境准备	10	环境清洁，光线充足，必要时遮挡屏风	
4	患者准备	10	核对患者，进行解释	
5	卧位	2	半卧位，暴露引流侧皮肤	
6	操作过程	2 5 5 5 5 5 5 5 2	铺治疗巾，将弯盘放在治疗巾上 用两把止血钳夹住胸管，将胸管与连接管从连接处分开 将胸管体外管端在无菌纱布保护下放弯盘内 消毒胸管体外管端 将胸管与引流瓶长管连接，松解夹管的止血钳 固定引流瓶 嘱病人咳嗽，并挤压胸管，有助于排出在闭管时胸腔的积液、积气 观察引流瓶内水柱波动情况 整理用物	
7	观察	5	引流情况（引流液的量、颜色、性状）及病人的反应	
8	记录、洗手	2	记录引流情况及病人的反应，洗手	
9	关心病人	2		
10	总体评价	10	严格无菌技术操作原则；引流管保持通畅，病人呼吸平稳	

实训四十八 外阴冲洗与消毒

【目的】

为自然分娩接产、阴道操作、妇产科手术做准备。

【用物】

1. 处置车 1 辆、治疗盘 1 个、冲洗壶内盛温开水。

2. 弯盘1个、镊子2把、无菌治疗碗2个（分别内盛无菌肥皂水棉球、无菌干纱布球、无菌棉球、0.5%碘伏棉球）。

3. 手套2副、一次性臀垫、便盆、执行单、无菌巾。

【操作流程】

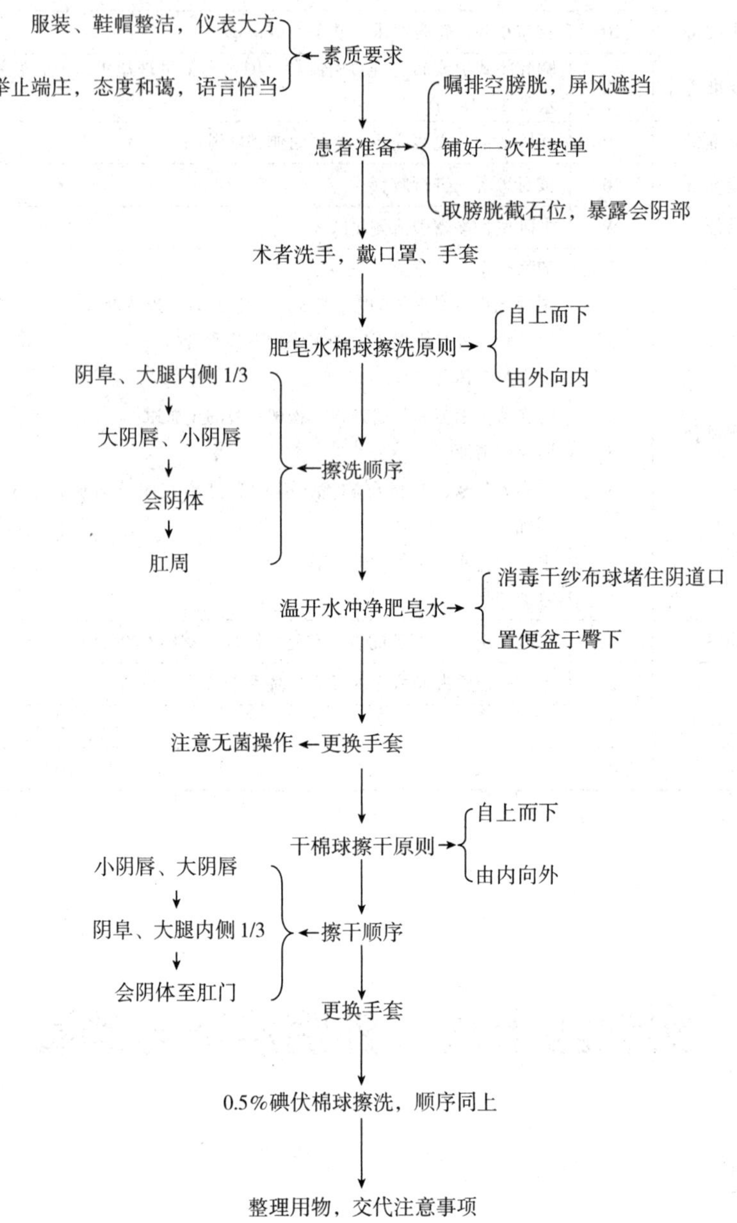

【操作易出现问题提示】

1. 注意屏风遮挡，保护病人隐私。

2. 术前嘱病人排空膀胱。
3. 肥皂水棉球擦洗顺序：阴阜、大腿内侧 1/3、大阴唇、小阴唇、会阴体至肛门。
4. 干棉球擦干顺序：小阴唇、大阴唇、阴阜、大腿内侧 1/3、会阴体至肛门。
5. 碘伏棉球消毒顺序：小阴唇、大阴唇、阴阜、大腿内侧 1/3、会阴体至肛门。

【考核标准】

外阴冲洗与消毒考核评分标准

班级______ 学号______ 姓名______ 操作时间______ 成绩______

序号	项目	分值	内容	扣分
1	护士准备	10	衣帽整齐，仪表大方，态度和蔼，语言温和； 洗手、戴口罩、手套	
2	用物准备	10	无菌肥皂水棉球、无菌干纱布球、无菌棉球、0.5% 碘伏棉球、手套 2 副、冲洗壶内盛温开水	
3	环境准备	10	屏风遮挡，臀下垫单	
4	患者准备	10	核对患者，进行解释	
5	卧位	5	膀胱截石位	
6	操作过程	5 5 5 5 5	肥皂水棉球擦洗的顺序 干棉球擦干的顺序 碘伏棉球擦洗的顺序 纱布球堵阴道口 更换手套	
7	操作后	5 5	整理用物 铺无菌巾于臀下	
8	熟练程度	5	动作轻巧、稳重、准确	
9	记录、洗手	5		
10	总体评价	10	操作熟练，不违背原则，用物处理得当	

实训四十九 会阴擦洗

【目的】

1. 保持会阴及肛门局部清洁，使患者舒适。
2. 减少会阴分泌物对切口的污染，促进会阴部伤口愈合。

3. 预防或减少泌尿道和生殖道逆行感染。

4. 观察患者的一般状况，满足其生理及心理需求。

【用物】

1. 处置车 1 辆、治疗盘 1 个、弯盘 1 个、无菌治疗碗 2 个、镊子 2 把、棉球缸 2 个、一次性臀垫、执行单。

2. 药物：0.5% 碘伏或 1∶5000 高锰酸钾溶液。

【操作流程】

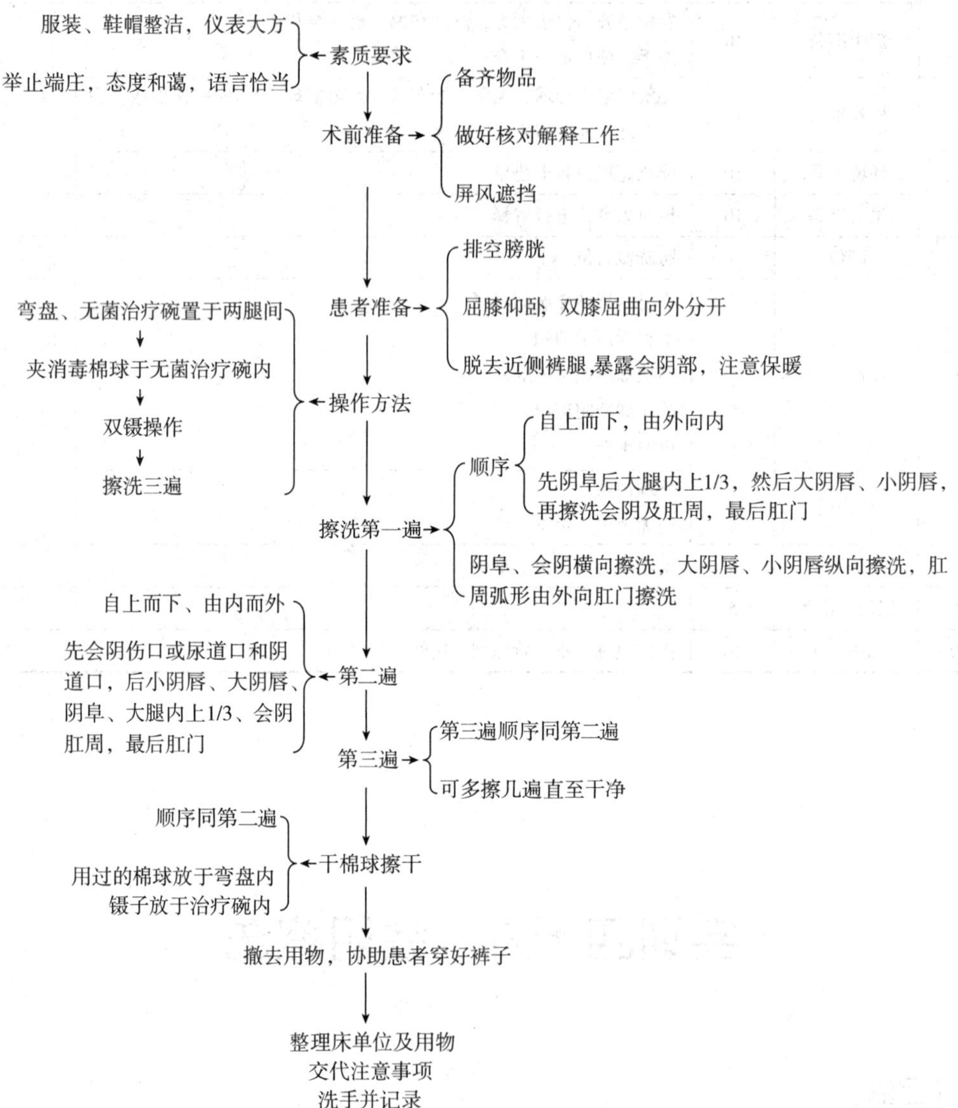

【操作易出现问题提示】

1. 注意屏风遮挡，保护病人隐私。
2. 术前嘱病人排空膀胱。
3. 第一遍擦洗顺序和手法不同于第二遍，容易混淆。
4. 第三遍擦洗顺序与第二遍相同。

【考核标准】

会阴擦洗考核评分标准

班级______　学号______　姓名______　操作时间______　成绩______

序号	项目	分值	内容	扣分
1	护士准备	5	衣帽整齐，符合要求。洗手、戴口罩	
2	用物准备	5	0.5%碘伏或1:5000高锰酸钾溶液，一次性垫单	
3	环境准备	5	屏风遮挡	
4	患者准备	10	患者截石位，暴露会阴，注意保暖	
5	操作方法	5	夹棉球，双镊子操作	
6	擦洗顺序	10	第一遍擦洗顺序	
		10	第二遍擦洗顺序	
		10	第三遍擦洗顺序	
		10	干棉球擦干顺序	
7	操作后	5	协助患者穿好衣服	
		5	整理床单位及用物	
8	记录、洗手	5		
9	关心病人	5		
10	总体评价	10	操作熟练，不违背操作原则，用物处理得当	

实训五十　会阴湿热敷

【目的】

1. 改善局部血液循环，增强局部白细胞的吞噬功能。
2. 提高组织活力，有利于脓肿局限和吸收。

3. 促进局部组织生长和修复，消炎、消肿、止痛、促进伤口愈合。

【用物】

1. 治疗盘 1 个、弯盘 1 个、镊子 2 把、无菌治疗碗 2 个、带盖敷料缸 2 个。
2. 手套 1 副、一次性臀垫、执行单。
3. 药物：0.5% 碘伏、医用凡士林、煮沸的生理盐水或 50% 硫酸镁。
4. 热源准备：热水袋或红外线灯。

【操作流程】

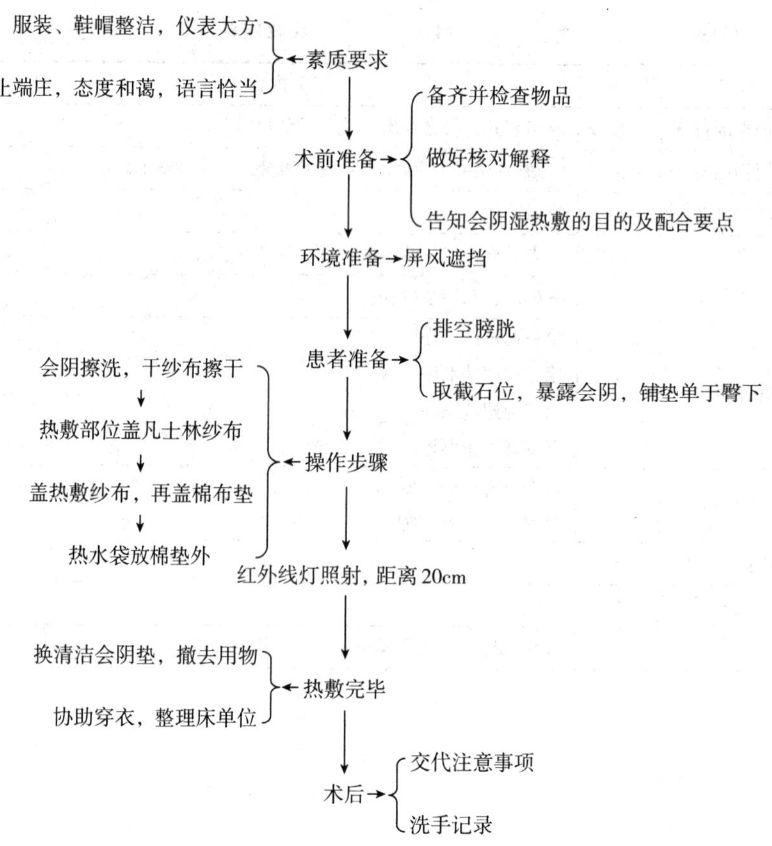

【操作易出现问题提示】

1. 注意屏风遮挡，保护病人隐私。
2. 术前嘱病人排空膀胱。
3. 注意覆盖顺序：凡士林纱布、热敷纱布、棉布垫、热水袋。
4. 红外线灯照射，距离 20cm。

【考核标准】

会阴湿热敷考核评分标准

班级______ 学号______ 姓名______ 操作时间______ 成绩______

序号	项目	分值	内容	扣分
1	护士准备	10	衣帽整洁，举止端庄，态度和蔼，语言温和	
2	用物准备	10	备齐物品	
3	环境准备	5	屏风遮挡	
4	患者准备	10	核对患者，告知目的及配合要点	
5	体位	10	取膀胱截石位，暴露会阴部，铺垫单于臀下	
6	操作过程	5 5 5 5	擦洗和擦干顺序 热敷部位纱布的顺序 红外线灯照射的距离 更换热敷棉垫时间	
7	操作后	5 5	换清洁会阴垫 协助患者穿好衣服	
8	记录整理	5 5	交代注意事项 洗手记录	
9	熟练程度	5	动作轻巧、稳重、准确	
10	总体评价	10	操作熟练 不违背操作原则 用物处理得当	

实训五十一　阴道冲洗与灌洗

【目的】

1. 减少阴道分泌物，促进阴道血液循环。
2. 控制和治疗炎症。
3. 妇科手术前阴道准备。

【用物】

1. 处置车 1 辆、治疗盘 1 个、弯盘 1 个、无菌治疗碗 1 个。
2. 冲洗筒 1 个、带调节夹的橡皮管 1 根、窥器 1 个、卵圆钳 1 把。

3. 无菌干棉球及消毒会阴垫、手套1副、一次性臀垫、执行单。
4. 药物：0.2‰碘伏溶液、1∶5000 高锰酸钾溶液、生理盐水（41℃～43℃）。

【操作流程】

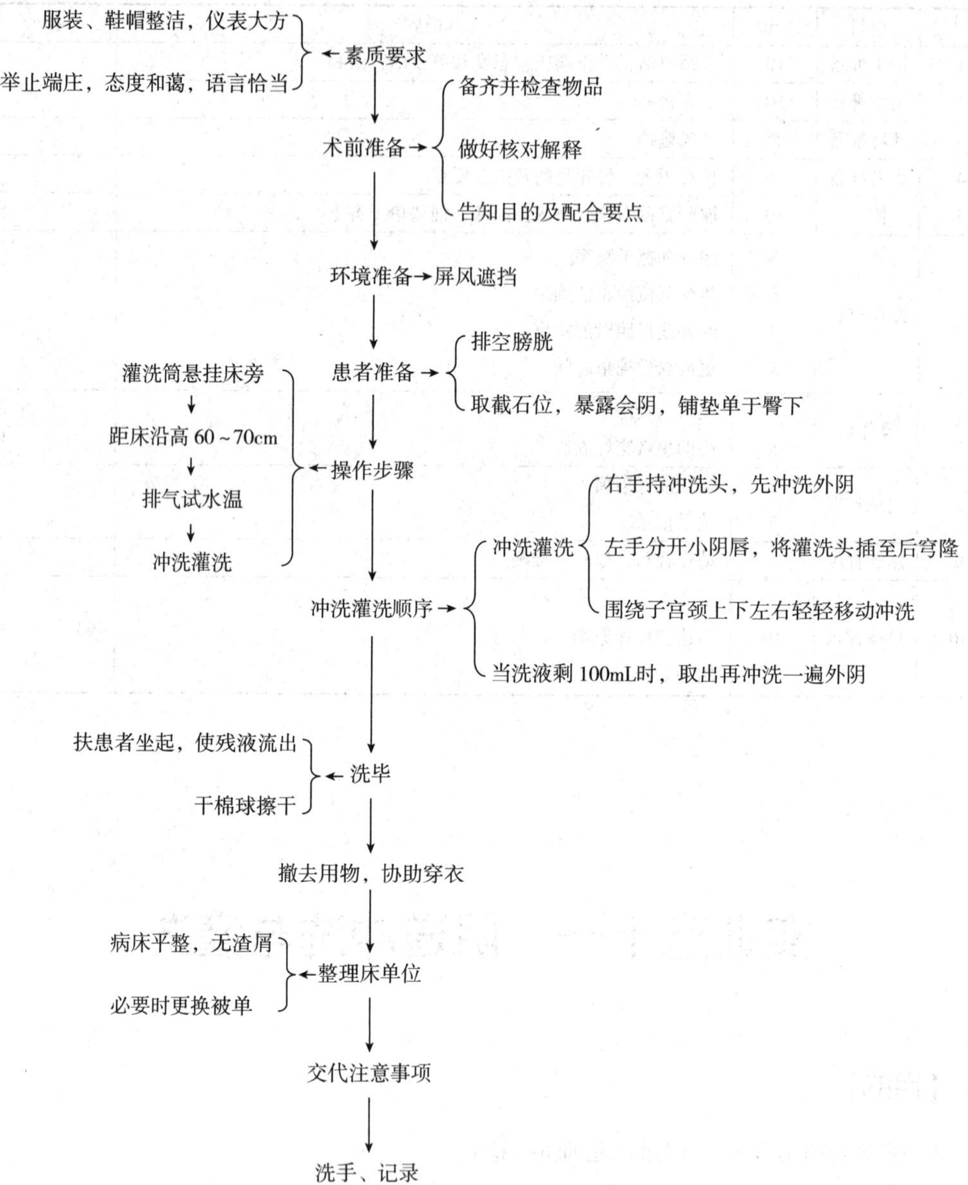

【操作易出现问题提示】

1. 注意屏风遮挡，保护病人隐私。
2. 术前嘱病人排空膀胱。
3. 灌洗筒距离床沿高度60～70cm，过低影响灌洗液流速。

4. 水温41℃～43℃，避免温度过高过低。
5. 注意冲洗灌洗顺序：由外及内，围绕宫颈上下左右，再由内及外。

【考核标准】

阴道冲洗与灌洗考核评分标准

班级______ 学号______ 姓名______ 操作时间______ 成绩______

序号	项目	分值	内容	扣分
1	护士准备	5	衣帽整洁，举止端庄，态度和蔼，语言温和	
2	用物准备	5	备齐物品，水温41℃～43℃	
3	环境准备	5	屏风遮挡	
4	患者准备	10	核对患者，告知目的及配和要点	
5	体位	10	取膀胱截石位，暴露会阴部，铺垫单于臀下	
6	操作步骤	5 5 5 5 5 5	灌洗筒距离床沿高度60～70cm 排气试水温 右手持冲洗头，先冲洗外阴 围绕子宫颈上下左右轻轻移动冲洗 洗液剩100mL 再冲洗一遍外阴	
7	洗毕	5 5	扶患者坐起，使残液流出 干棉球擦干	
8	安置病人，整理床单位	5	病人舒适，病床平整 交代注意事项	
9	记录、洗手	5		
10	熟练程度	5	动作轻巧、稳重、准确	
11	总体评价	10	操作熟练 不违背操作原则 用物处理得当	

实训五十二 体重测量法

【目的】

1. 评价小儿体格发育与营养状况，了解病情变化。

2. 为临床输液、用药、奶量计算提供依据。

【用物】

婴儿磅秤，尿布，清洁布；站式杠杆秤；记录本。

【操作流程】

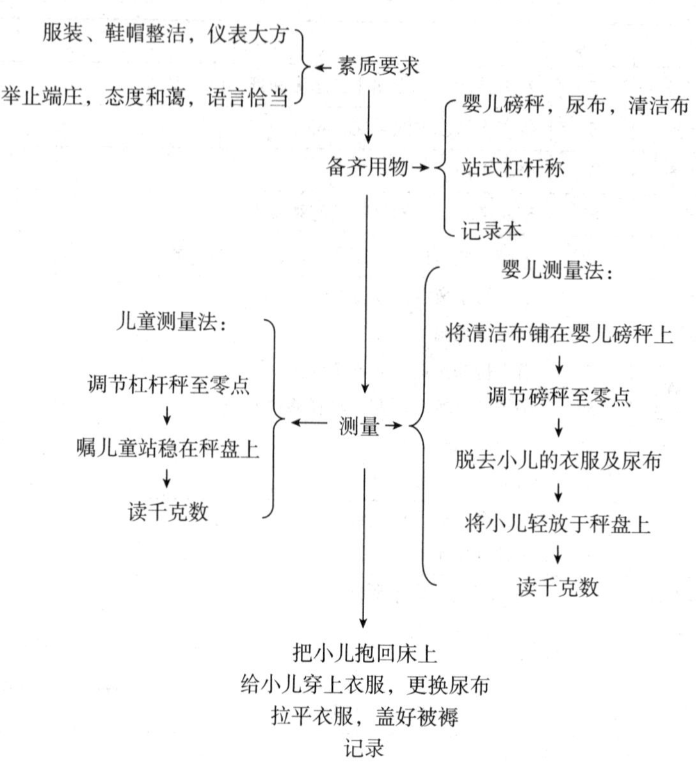

【操作易出现问题提示】

1. 婴儿磅秤、站式杠杆秤调零。
2. 为婴儿脱衣后应用清洁布两角覆盖腹部。
3. 护士双手守护在婴儿身体附近保护安全。
4. 婴儿特殊情况下（如室温过低，婴儿体温低下等）的操作规程：称洁净衣服重量→婴儿穿上称过重量的衣服测体重→总重量减去衣服重量→即可获得婴儿重千克数。

儿童特殊情况下（如神志不清，不合作等）的操作规程：护士抱儿童测体重→护士称自己的体重及儿童衣服→总重减护士体重及儿童衣服重量→获得儿童体重千克数。

【考核标准】

体重测量法考核评分标准

班级______ 学号______ 姓名______ 操作时间______ 成绩______

序号	项目	分值	内容	扣分
1	护士准备	10	服装、鞋帽整洁，洗手、戴口罩	
2	用物准备	10	婴儿磅秤/站式杠杆秤，尿布，清洁布，记录本	
3	环境准备	10	环境清洁，光线充足	
4	操作前准备	5 5	将清洁布铺在婴儿磅秤上 调节体重秤至零点	
5	操作过程	10 10 10	脱去小儿的衣服、尿布 将小儿轻放于秤盘上（嘱儿童站稳在秤盘上） 准确读数	
6	操作后	5 5 5 5	把小儿抱回床上 给小儿穿上衣服，更换尿布 拉平衣服，盖好被褥 记录	
7	总体评价	10	动作轻巧、稳重、准确，记录正确	

实训五十三 身高（长）测量法

【目的】

评价小儿体格发育，尤其是骨骼发育的状况。

【用物】

卧式身长测量床（<3 岁），尿布；身高测量板或有身高测量杆的磅秤（>3 岁）；记录本。

【操作流程】

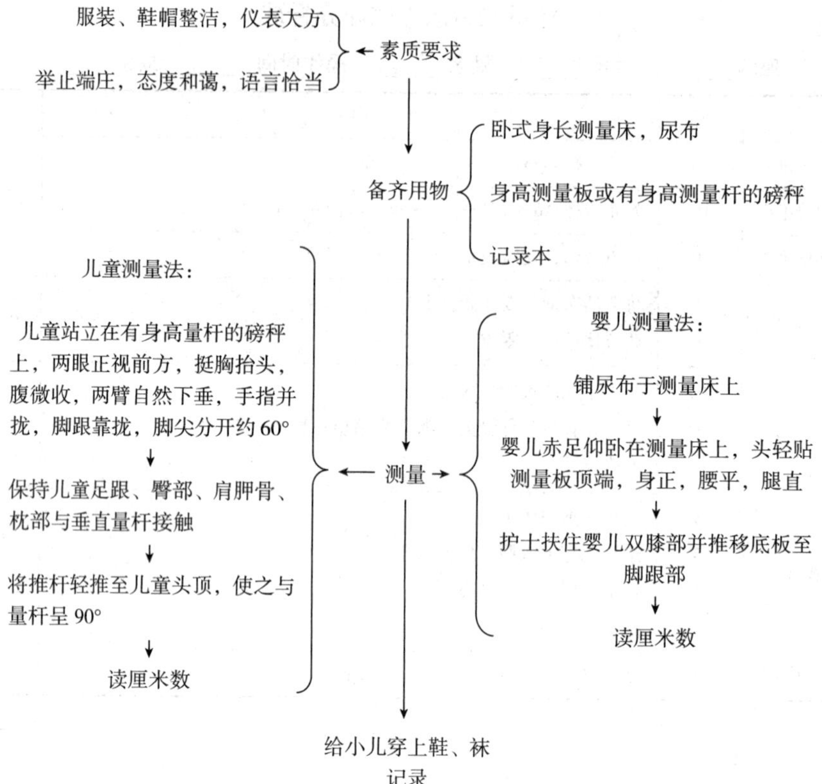

【操作易出现问题提示】

1. 婴幼儿应扶住膝部使腿伸直。
2. 年长儿保持足跟、臀部、肩胛骨、枕部四点一线。

【考核标准】

身高（长）测量法（婴儿）考核评分标准

班级______ 学号______ 姓名______ 操作时间______ 成绩______

序号	项目	分值	内容	扣分
1	护士准备	10	服装、鞋帽整洁，洗手、戴口罩	
2	用物准备	10	卧式身长测量床，尿布，记录本	
3	环境准备	10	环境清洁，光线充足	
4	操作前准备	3	将清洁尿布铺在测量床上	
		3	给小儿脱去鞋、袜	
		4	将小儿平卧在测量床的中线上	

续表

序号	项目	分值	内容	扣分
5	操作过程	10 5 10 10	助手固定小儿头部，使其轻贴测量床的顶板 操作者左手按住小儿双膝 右手推动滑板至双足底 准确读数	
6	操作后	5 5 5	抱起小儿 给小儿穿上鞋、袜 记录	
7	总体评价	10	动作轻巧、稳重、准确，记录正确	

身高（长）测量法（儿童）考核评分标准

班级______　学号______　姓名______　操作时间______　成绩______

序号	项目	分值	内容	扣分
1	护士准备	10	服装、鞋帽整洁，洗手、戴口罩	
2	用物准备	10	身高测量板或有身高测量杆的磅秤，记录本	
3	环境准备	10	环境清洁，光线充足	
4	操作前准备	2 3	给小儿脱去鞋 嘱小儿站于身高测量板或有身高测量板的磅秤上	
5	操作过程	15 10 10 10	助手固定小儿，使其眼正视前方，挺胸抬头，收腹，两臂下垂，手指并拢，脚跟靠拢，脚尖分开约60° 足跟、臀部、肩胛骨、枕部与垂直量杆接触 右手将推杆轻推至儿童头顶，使之与量杆呈90° 准确读数	
6	操作后	5 5	给小儿穿上鞋 记录	
7	总体评价	10	动作轻巧、稳重、准确，记录正确	

实训五十四　头围测量法

【目的】

评价脑、颅骨的发育情况。

【用物】

软尺，记录本。

【操作流程】

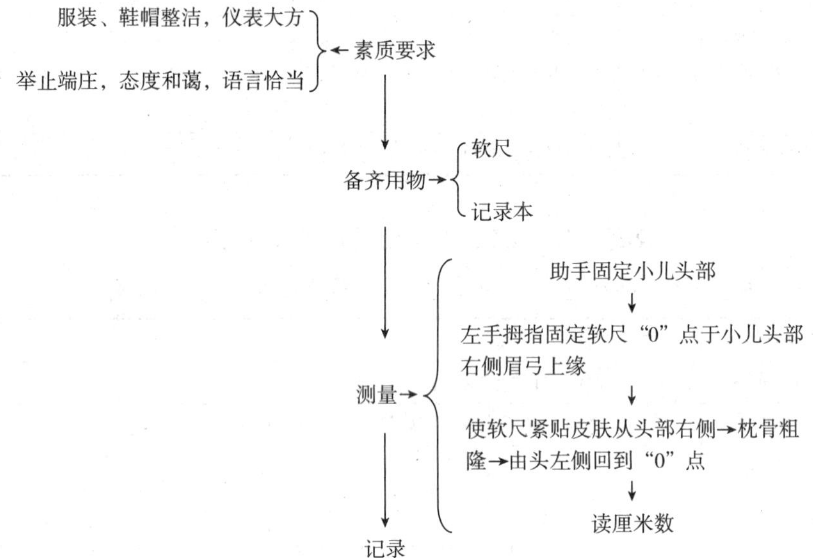

【操作易出现问题提示】

头发过多或有小辫子者，应将头发拨开测量头围。

【考核标准】

头围测量法考核评分标准

班级______ 学号______ 姓名______ 操作时间______ 成绩______

序号	项目	分值	内容	扣分
1	护士准备	10	服装、鞋帽整洁，洗手、戴口罩	
2	用物准备	10	软尺，记录本	
3	环境准备	10	环境清洁，光线充足	
4	操作前准备	5	助手固定小儿头部	
5	操作过程	15 15 15	左手拇指固定软尺“0”点于小儿头部右侧眉弓上缘 软尺紧贴皮肤从头部右侧→枕骨粗隆→由头左侧回到“0”点 准确读数	
6	操作后	10	记录	
7	总体评价	10	动作轻巧、稳重、准确，记录正确	

实训五十五　胸围测量法

【目的】

评价小儿肺和胸廓的发育情况。

【用物】

软尺，记录本。

【操作流程】

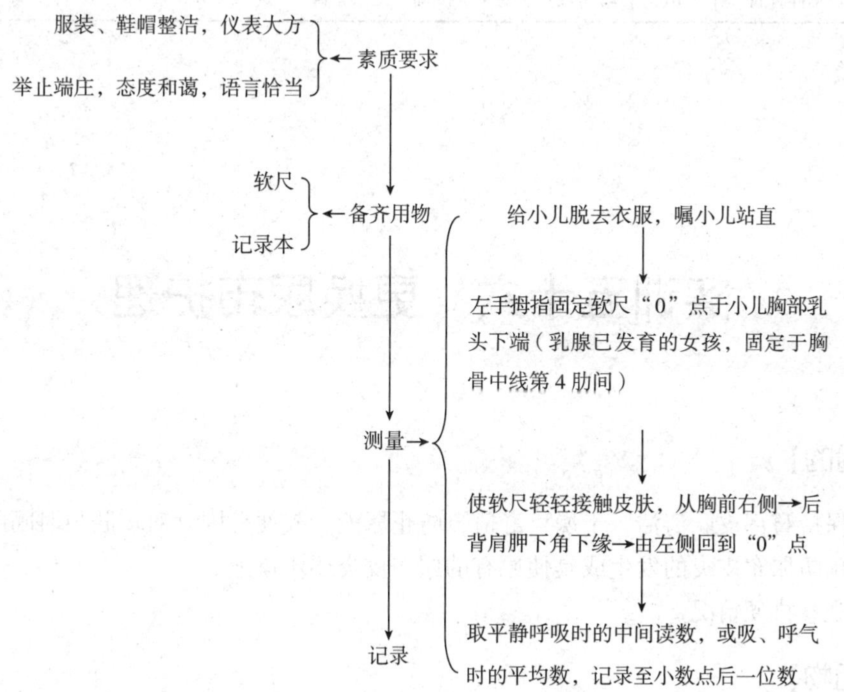

【操作易出现问题提示】

取平静呼吸时的中间读数，或吸、呼气时的平均数。

【考核标准】

胸围测量法考核评分标准

班级______ 学号______ 姓名______ 操作时间______ 成绩______

序号	项目	分值	内容	扣分
1	护士准备	10	服装、鞋帽整洁，洗手、戴口罩	
2	用物准备	10	软尺，记录本	
3	环境准备	10	环境清洁，光线充足	
4	操作前准备	2 3	给小儿脱去衣服 嘱小儿站直	
5	操作过程	15 15 15	左手拇指固定软尺“0”点于小儿胸部乳头下端或胸骨中线第4肋间 软尺轻轻接触皮肤，从胸前右侧→后背肩胛下角下缘→由左侧回到“0”点 准确读数：呼气、吸气时读数并取平均值	
6	操作后	5 5	给小儿穿上衣服 记录	
7	总体评价	10	动作轻巧、稳重、准确，记录正确	

实训五十六　更换尿布护理

【目的】

1. 保持臀部皮肤清洁、干燥、舒适，防止尿液、粪便等因素对皮肤长时间的刺激。
2. 预防尿布皮炎的发生或是使原有的尿布皮炎逐步痊愈。
3. 观察排便情况。

【用物】

一次性尿布、尿布桶、婴儿用湿纸巾或温水毛巾，按臀部皮肤情况准备治疗药物（油类、软膏等）。

【操作流程】

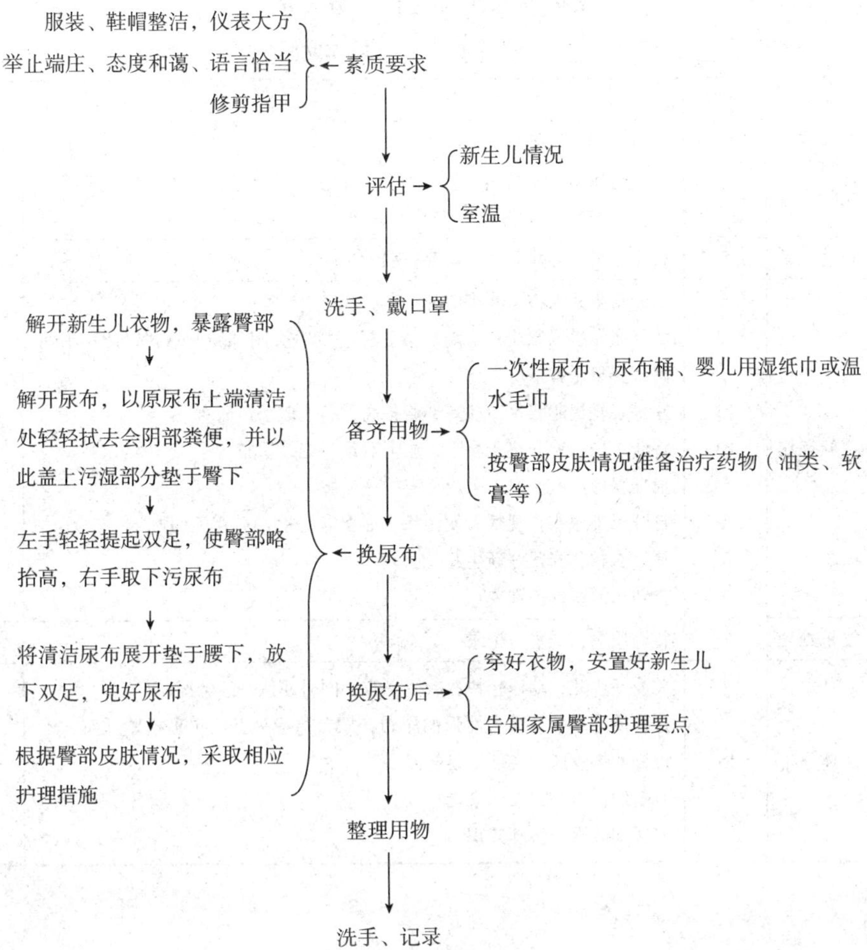

【操作易出现问题提示】

1. 用物携带齐全，避免操作中离开婴儿。

2. 禁止将婴儿单独留在操作台上，始终确保一只手与婴儿接触，防止婴儿翻滚坠落。

3. 注意保暖，房间温度应适宜，操作中减少暴露。

4. 男婴要确保阴茎指向下方，避免尿液从尿片上方漏出。

5. 注意检查尿布是否包扎合适，不可过紧也不可过松，大腿和腰部不能留有明显的缝隙，以免造成排泄物外溢。

【考核标准】

更换尿布护理考核评分标准

班级______ 学号______ 姓名______ 操作时间______ 成绩______

序号	项目	分值	内容	扣分
1	护士准备	5	修剪指甲，着装整洁，洗手	
2	用物准备	5	一次性尿布、尿布桶、婴儿用湿纸巾或温水毛巾，按臀部皮肤情况准备治疗药物（油类、软膏等）	
3	环境准备	5	关闭门窗，光线充足，调节室温	
4	实施操作	5 10 15 10 5 10 5 5	解开新生儿衣物，暴露臀部 解开尿布，以原尿布上端清洁处轻轻拭去会阴部粪便，并以此盖上污湿部分垫于臀下 左手轻轻提起双足，使臀部略抬高，右手取下污尿布 将清洁尿布展开垫于腰下，放下双足，兜好尿布 根据臀部皮肤情况，采取相应护理措施 打开污染尿布，观察大便性状（必要时送检）后弃于桶内 穿好衣物，安置好新生儿 告知家属臀部护理要点	
5	终末处理	5	整理用物，洗手、记录	
6	总体评价	15	关爱新生儿，动作轻快，减少暴露，同时注意一般情况 选择质地柔软、吸水性强的尿布，尿布边缘展开，包裹松紧适宜，不过分摩擦皮肤，粪便不易外漏 有效清洁臀部，无污染物 家属知晓臀部护理知识	

实训五十七　早产儿暖箱使用

【目的】

1. 为患儿提供适宜的温度和湿度环境，保持体温稳定，提高早产儿的成活率。
2. 便于病情观察，保护性隔离。

【用物】

治疗卡，暖箱，蒸馏水。

【操作流程】

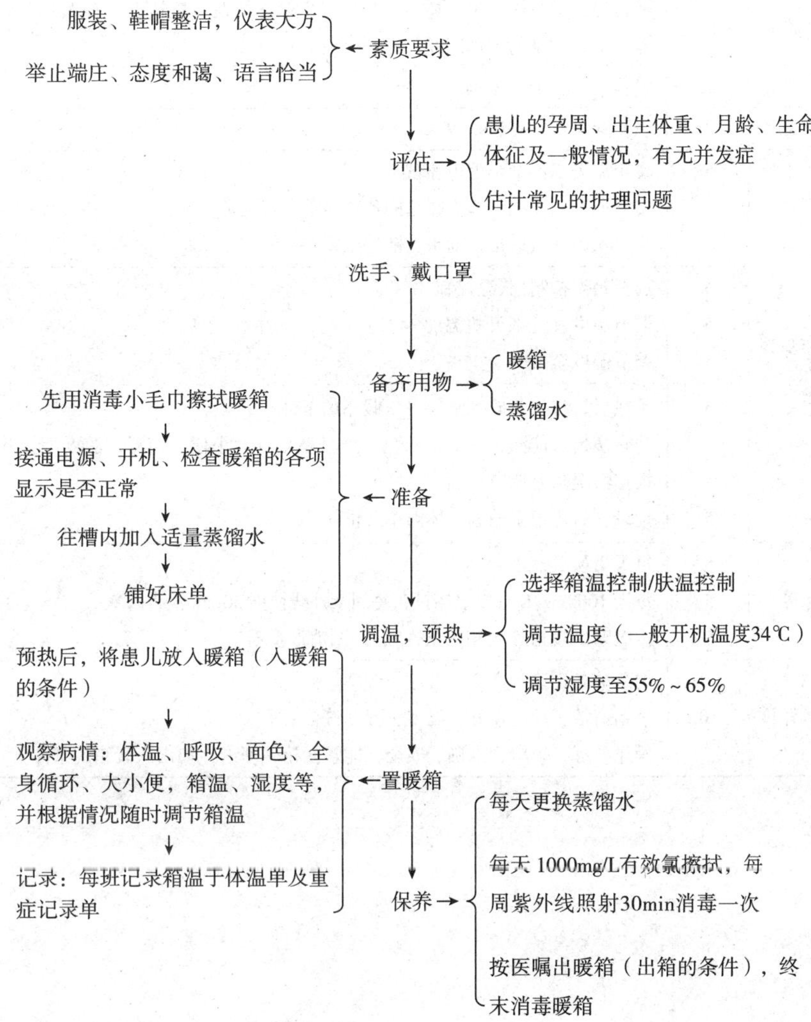

【操作易出现问题提示】

1. 严禁骤然提高暖箱的温度，以免患儿体温突然上升造成不良后果。
2. 患儿出箱前应逐渐调节箱温，以使患儿逐步适应周围温度。

【考核标准】

早产儿暖箱使用考核评分标准

班级______ 学号______ 姓名______ 操作时间______ 成绩______

序号	项目	分值	内容	扣分
1	护士准备	10	了解患儿的孕周、出生体重、日龄、生命体征及一般情况，有无并发症等。估计常见的护理问题，操作前洗手	
2	用物准备	10	暖箱，蒸馏水，床单	
3	患儿准备	10	患儿穿单衣，裹尿布	
4	操作步骤	5 5 5	暖箱需先用消毒小毛巾擦拭 接通电源、开机，检查暖箱的各项显示是否正常、 往水槽内加入适量蒸馏水，铺好床单	
		5 5 5	选择箱温控制/肤温控制 调节温度（一般开机温度34℃） 调节湿度至55%～65%	
		5 5 5	预热后，将患儿放入暖箱（入暖箱的条件） 观察病情：体温、呼吸、面色、全身循环、大小便，箱温、湿度等，并根据情况随时调节箱温 记录：每班记录箱温于体温单及重症记录单	
	保养	5 5 5	每天更换蒸馏水 每天1000mg/L有效氯擦拭，每周紫外线照射30min消毒一次 按医嘱出暖箱（出箱的条件），终末消毒暖箱	
5	总体评价	10	物品准备迅速、齐全、有序、合理 暖箱清洁，性能良好，温度、湿度符合要求 操作熟练、敏捷、准确、安全，能掌握相关理论（如出入暖箱的条件）	

实训五十八　新生儿沐浴法

【目的】

1. 使患儿皮肤清洁，可预防皮肤感染。
2. 协助皮肤排泄和散热，促进血液循环。
3. 活动患儿肢体，使之感到舒适。

4. 观察、了解婴儿全身情况，及时发现疾病及早治疗。

【用物】

衣物、尿布、浴巾、水、爽身粉。

【操作流程】

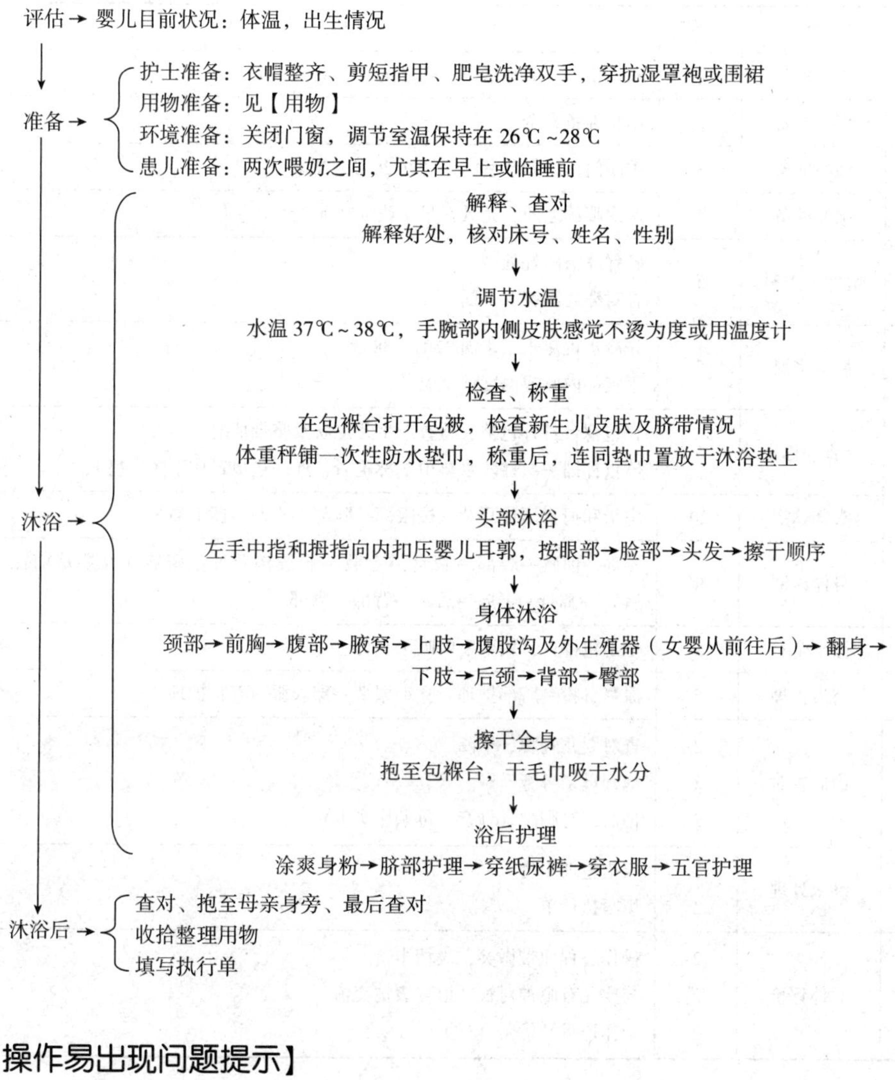

评估→婴儿目前状况：体温，出生情况

↓

准备→
- 护士准备：衣帽整齐、剪短指甲、肥皂洗净双手，穿抗湿罩袍或围裙
- 用物准备：见【用物】
- 环境准备：关闭门窗，调节室温保持在26℃~28℃
- 患儿准备：两次喂奶之间，尤其在早上或临睡前

↓

沐浴→
- 解释、查对
  解释好处，核对床号、姓名、性别
  ↓
- 调节水温
  水温37℃~38℃，手腕部内侧皮肤感觉不烫为度或用温度计
  ↓
- 检查、称重
  在包褓台打开包被，检查新生儿皮肤及脐带情况
  体重秤铺一次性防水垫巾，称重后，连同垫巾置放于沐浴垫上
  ↓
- 头部沐浴
  左手中指和拇指向内扣压婴儿耳郭，按眼部→脸部→头发→擦干顺序
  ↓
- 身体沐浴
  颈部→前胸→腹部→腋窝→上肢→腹股沟及外生殖器（女婴从前往后）→翻身→下肢→后颈→背部→臀部
  ↓
- 擦干全身
  抱至包褓台，干毛巾吸干水分
  ↓
- 浴后护理
  涂爽身粉→脐部护理→穿纸尿裤→穿衣服→五官护理

↓

沐浴后→
- 查对、抱至母亲身旁、最后查对
- 收拾整理用物
- 填写执行单

【操作易出现问题提示】

1. 减少暴露，注意保暖，动作轻快。

2. 耳、眼不得有水或肥皂泡沫进入。

3. 对患儿头顶部的皮脂结痂不可用力清洗，可涂液体石蜡浸润后，轻轻梳去再予以洗净。

4. 用于降温时，水温应低于患儿体温1℃；洗浴时观察其面色、呼吸、有无寒战等，如有异常停止洗浴，浴后30min复测体温并记录。

5. 洗完用干毛巾吸干水分，尤其是皮肤皱褶，不能用力擦。

【考核标准】

新生儿沐浴法考核评分标准

班级______ 学号______ 姓名______ 操作时间______ 成绩______

序号	项目	分值	内容	扣分
1	护士准备	2	衣帽整齐、剪短指甲、肥皂洗净双手	
2	用物准备	2	用物准备齐全	
3	环境准备	3	关闭门窗，调节室温保持在26℃~28℃	
4	患儿准备	2	两次喂奶之间，尤其在早上或临睡前	
5	解释、查对	5	解释沐浴的好处 查对婴儿胸牌、手圈	
6	调节水温	5	先冷水再热水，水温37℃~38℃ 手腕部内侧或温度计试温	
7	检查、称重	5	在包褓台打开包被，检查新生儿皮肤及脐带情况 体重秤铺一次性防水垫巾，称重后，连同垫巾置放于沐浴垫上	
8	头部沐浴	20	中指和拇指压住耳朵，按眼部→脸部→头发→擦干顺序	
9	身体沐浴	30	颈部→前胸→腹部→腋窝→上肢→腹股沟及外生殖器（女婴从前往后）→翻身→下肢→后颈→背部→臀部	
10	擦干全身	5	抱至包褓台，用干毛巾吸干水分	
11	浴后护理	5	涂爽身粉→脐部护理→穿纸尿裤→穿衣服→五官护理	
12	最后查对	2 2 2	查对婴儿胸牌、手圈 抱到母亲身旁 再次查对胸牌、母亲、母亲床头卡	
13	终末处理	2 2	收拾整理用物 填写执行单	
14	总体评价	2 2 2	操作过程面带微笑，表情丰富 与婴儿有眼神对视，语言表情交流 动作连贯、优美	

实训五十九　新生儿抚触法

【目的】

1. 促进婴儿的生理和情感发育。
2. 减少哭闹，改善婴儿睡眠状况，提高机体的免疫力。

【用物】

治疗盘、护脐包、防水贴、75%酒精、棉签、婴儿夹被、套衫、大浴巾、毛巾、小方巾、婴儿润肤油。

【操作流程】

评估→婴儿目前状况：体温，出生情况

↓

准备→
- 护士准备：着装整洁、剪短指甲、脱下手饰，肥皂洗净双手，润肤油涂于双手
- 用物准备：见【用物】，操作台柔软
- 环境准备：清洁、安静，室内温度、湿度适宜，28℃~30℃；冬天应开启暖空调，有轻柔背景音乐
- 患儿准备：体位舒适；两次进食中间，沐浴后、睡前，婴儿清醒、不疲倦时
- 解释、核对：解释好处，核对床号、姓名、性别

↓

抚触→ 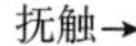
- 头部：A. 用两手拇指指腹从眉间向两侧滑动；
- B. 两手拇指从下颌上、下部中央向外侧、上方滑动，让上下唇形成微笑状；
- C. 一手托头，用另一只手的指腹从前额发际向上、后滑动，至后下发际，并停止于两耳后乳突处，轻轻按压

↓

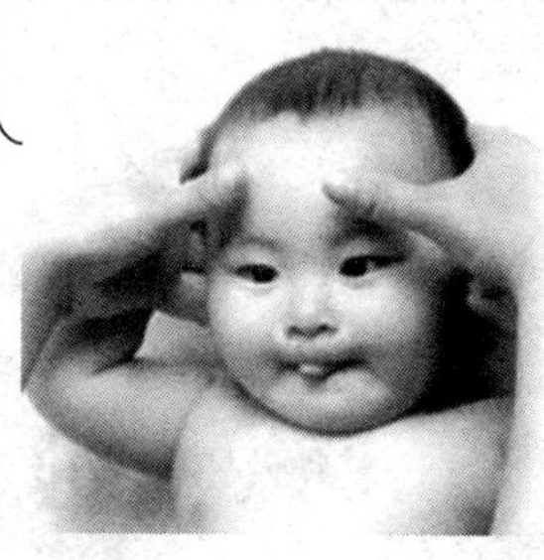 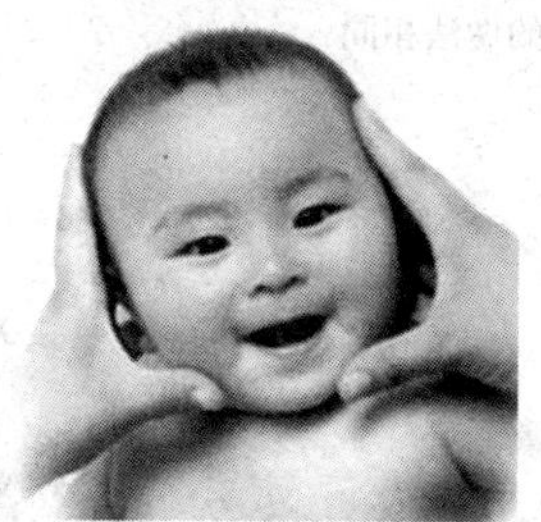 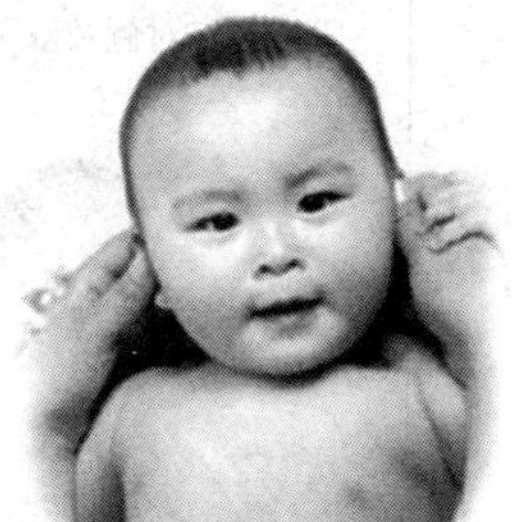

胸部：两手分别从胸部的外下方（两侧肋下缘）向对侧上方交叉推进，至两侧肩部，在胸部划一个大的交叉，避开新生儿的乳头

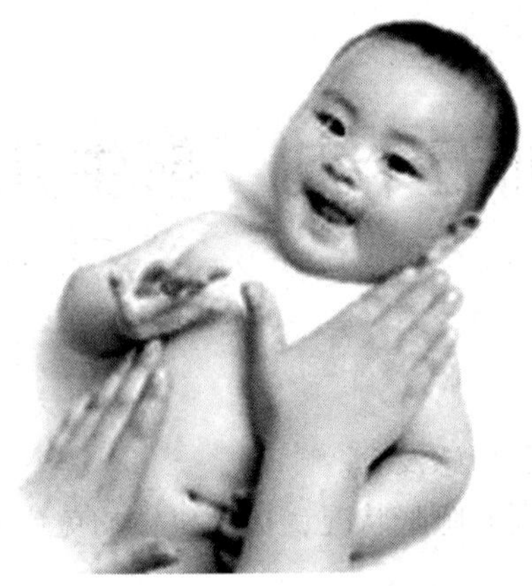

腹部：食、中指依次从新生儿的右下腹至上腹向左下腹移动，呈顺时针方向画半圆，避开新生儿的脐部

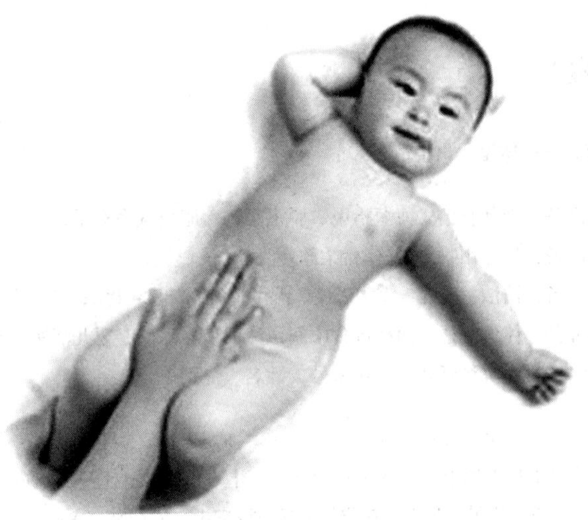

四肢：两手交替抓住婴儿的一侧上肢从腋窝至手腕轻轻滑行，然后在滑行的过程中从近端向远端分段挤捏。对侧及双下肢的做法相同

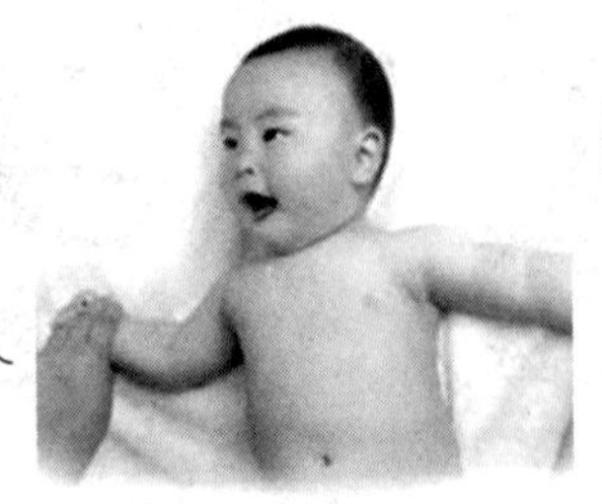

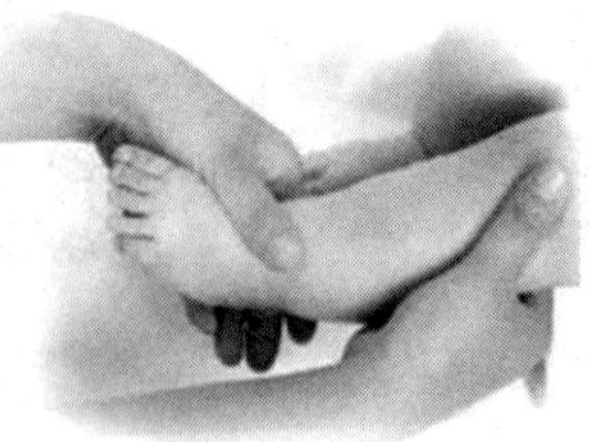

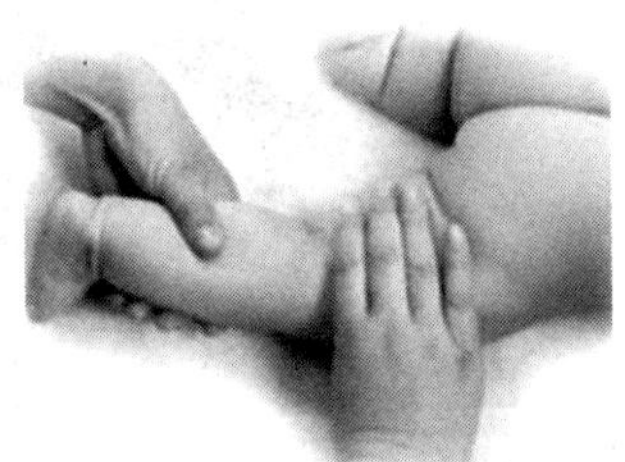

手和足：用拇指指腹从婴儿手掌面或脚跟向手指或脚趾方向推进，并抚触每个手指或脚趾

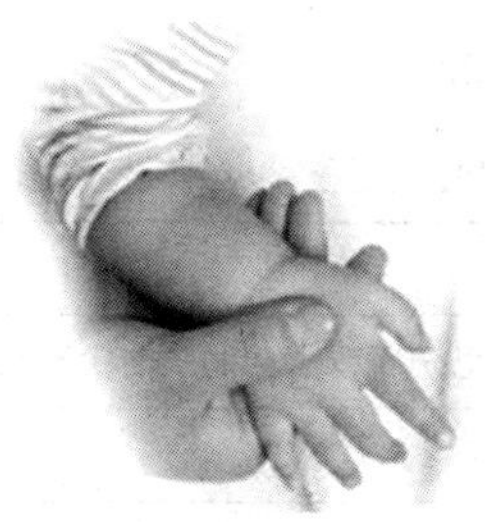
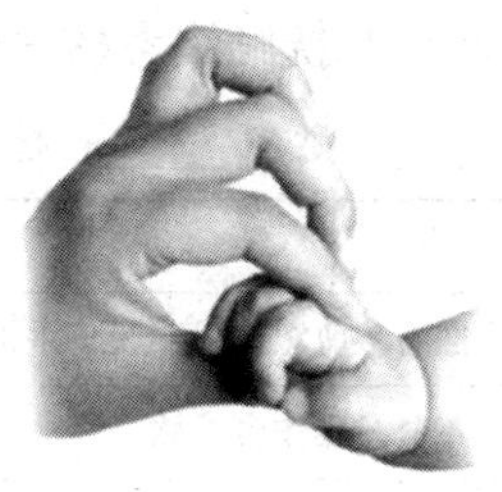
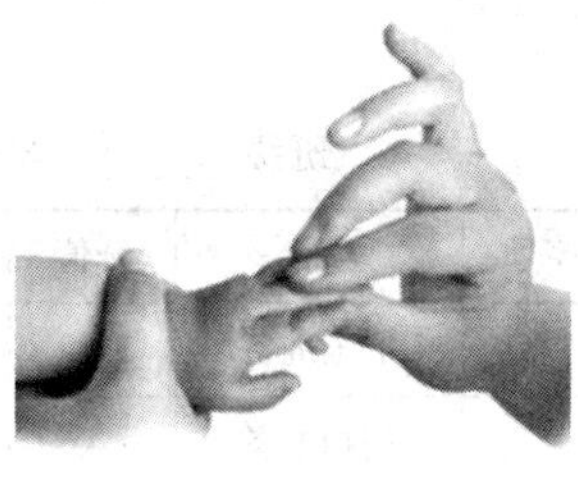

背、臀部：以脊椎为中分线，双手分别放在脊椎两侧，从背部上端开始逐步向下渐至臀部。
A. 婴儿呈俯卧位，两手掌分别于脊柱两侧由中央向两侧滑动；
B. 以脊柱为中线，双手示指与中指并拢由上至下滑动四次

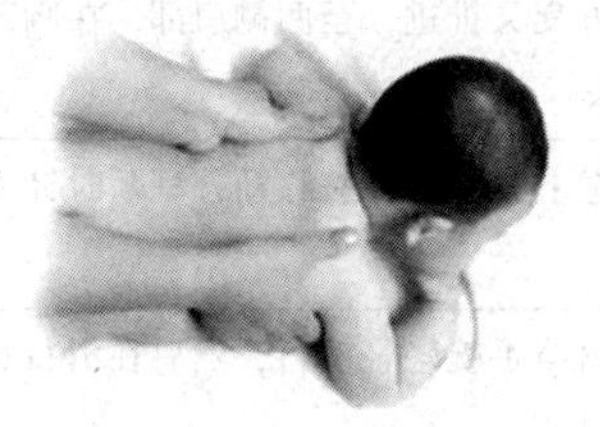
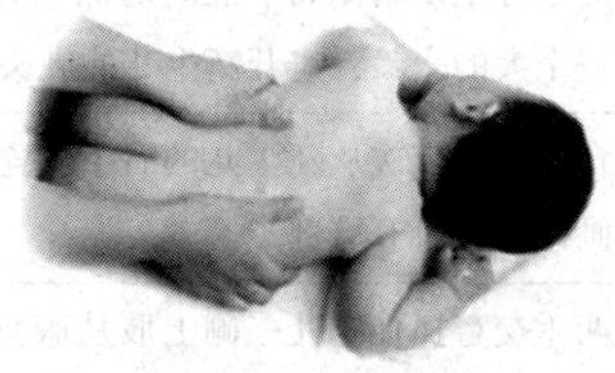
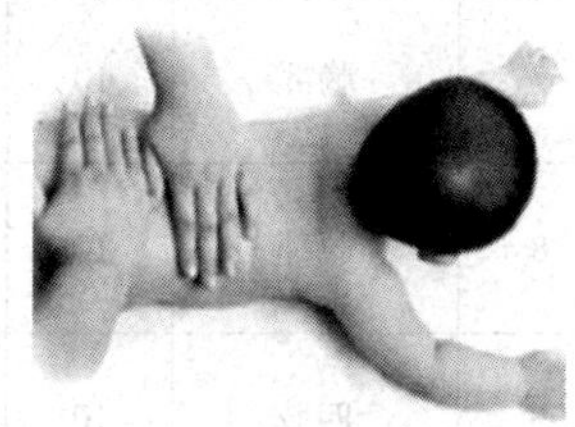

抚触后→
穿好衣服，换尿布（涂护臀霜）
↓
查对、抱至母亲身旁、最后查对
↓
收拾整理用物
↓
填写执行单

【操作易出现问题提示】

1. 有脐部感染、皮肤病的婴儿不宜进行按摩。

2. 新生儿哭闹、饥饿或进食 1h 内，不宜按摩。

3. 当在按摩中发现新生儿面色苍白、全身发抖，必须停止按摩，以免发生不良后果。

4. 抚触室必须配备吸氧、吸痰装置。

5. 注意按摩的用力度，不可粗暴，动作要温柔，有爱心，注意与婴儿进行情感交流。

【考核标准】

新生儿抚触法考核评分标准

班级______ 学号______ 姓名______ 操作时间______ 成绩______

序号	项目	分值	内容	扣分
1	护士准备	4	着装整洁、剪短指甲、脱下手饰，肥皂洗净双手，润肤油涂于双手	
2	用物准备	4	物品齐全，操作台柔软	
3	环境准备	4	房间温度28℃以上，有轻柔背景音乐	
4	患儿准备	4	体位舒适，两次进食中间，沐浴后、清醒、不疲倦时	
5	解释、查对	4	解释抚触的好处，查对婴儿胸牌、手圈	
6	脸部	10	从前额中心处用双手拇指往外推压，眉头、眼窝、人中、下巴，同样用双手拇指往外推压	
7	胸部	10	两手分别从两侧肋下缘向对侧上方交叉推进，至两侧肩部，在胸部划一个大的交叉，避开新生儿的乳头	
8	腹部	10	食、中指依次从新生儿的右下腹至上腹向左下腹移动，呈顺时针方向画半圆，避开脐部	
9	四肢	10	两手交替抓住婴儿一侧上肢从腋窝至手腕轻轻滑行，然后在滑行过程中从近端向远端分段挤捏（下肢同）	
10	手和足	10	用拇指指腹从婴儿手掌面或脚跟向手指或脚趾方向推进，并抚触每个手指或脚趾	
11	背、臀部	10	以脊椎为中分线，双手分别放在脊椎两侧，从背部上端开始逐步向下渐至臀部	
12	穿好衣服，换尿布（涂护臀霜）	5	先垫尿裤 握住婴儿手腕迅速穿好衣服 穿尿布，松紧合适容两指，侧边翻好，涂护臀霜	
13	查对、抱至母亲身旁、最后查对	5	查对婴儿胸牌、手圈 抱到母亲身旁 再次查对胸牌、母亲、母亲床头卡	
14	终末处理	5	收拾整理用物 填写执行单	
15	总体评价	5	操作过程面带微笑，表情丰富 与婴儿有眼神对视，语言表情交流 动作连贯、优美	

实训六十　婴幼儿口服喂药法

【目的】

1. 治疗疾病或减轻症状。
2. 协助诊断（如胃肠道造影时口服钡剂）。
3. 维持正常生理功能（如补充电解质等）。

【用物】

1. 用 500mg/L 的有效氯擦拭盘、台、车。
2. 棉签、药卡、5% 糖水、温开水、小药杯。

【操作流程】

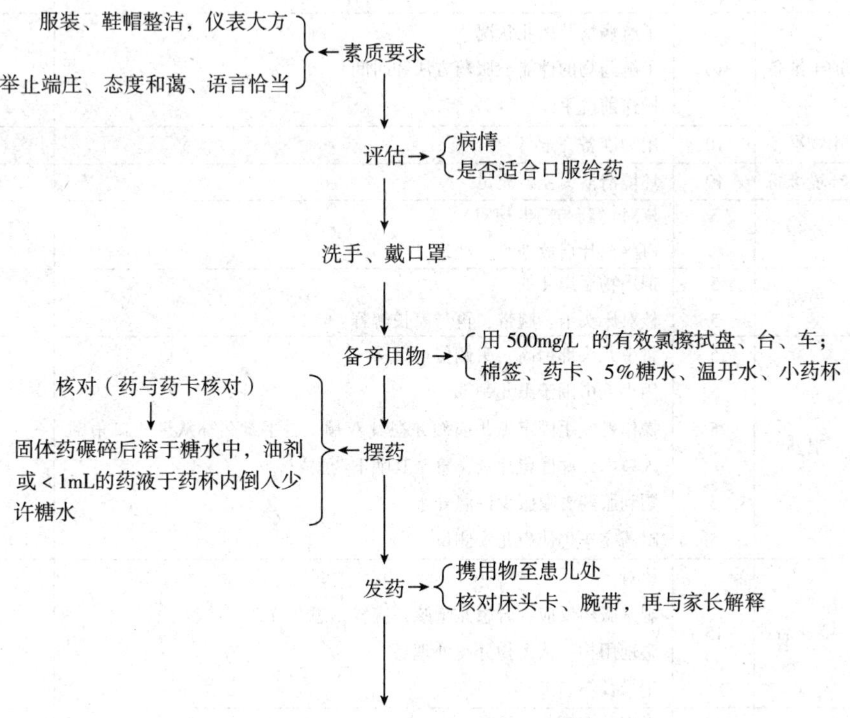

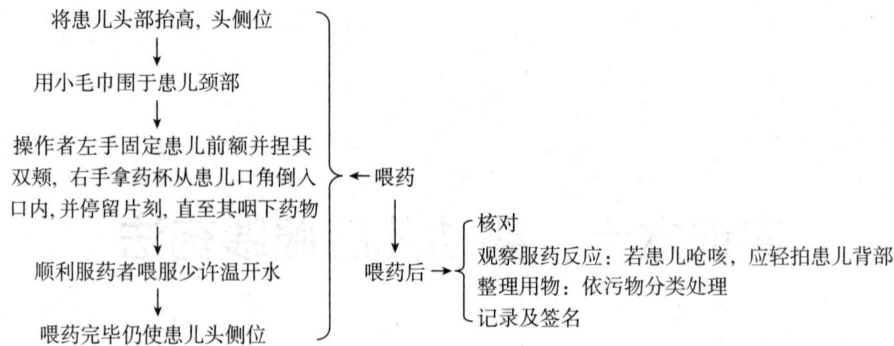

【操作易出现问题提示】

1. 若喂药中出现恶心，应暂停服药，轻拍其背部或转移注意力，待好转后再喂，防止呛咳、误吸。

2. 患儿哭闹拒绝服药时，严禁捏鼻强服，可用拇指与示指轻轻捏住双颊，使之吞咽后再松手。

【考核标准】

婴幼儿口服喂药法考核评分标准

班级______ 学号______ 姓名______ 操作时间______ 成绩______

序号	项目	分值	内容	扣分
1	护士准备	10	了解病情及患儿状况 了解药物的性能、服药方法和时间 操作前洗手	
2	用物准备	10	用物准备齐全	
3	环境准备	10	环境清洁，光线充足	
4	摆药	5	核对（药与药卡核对）	
		5	研碎药片后放糖水，拌匀	
5	发药	5	携用物至患儿处	
		5	核对床头卡、腕带，再与家长解释	
6	喂药	5	将患儿头部抬高，头侧位	
		5	用小毛巾围于患儿颈部	
		5	操作者左手固定患儿前额并捏其双颊，右手拿药杯从患儿口角倒入口内，并停留片刻，直至其咽下药物	
		5	顺利服药者喂服少许温开水	
		5	喂药完毕仍使患儿头侧位	
7	喂药后	15	核对 观察服药反应：若患儿呛咳，应轻拍患儿背部 整理用物：依污物分类处理 记录及签名	
8	总体评价	10	操作动作娴熟、流畅 注意与患儿家长的解释和沟通	

实训六十一　新生儿脐部护理技术

【目的】

保持脐部清洁，预防新生儿脐炎发生。

【用物】

75%酒精、无菌棉签。

【操作流程】

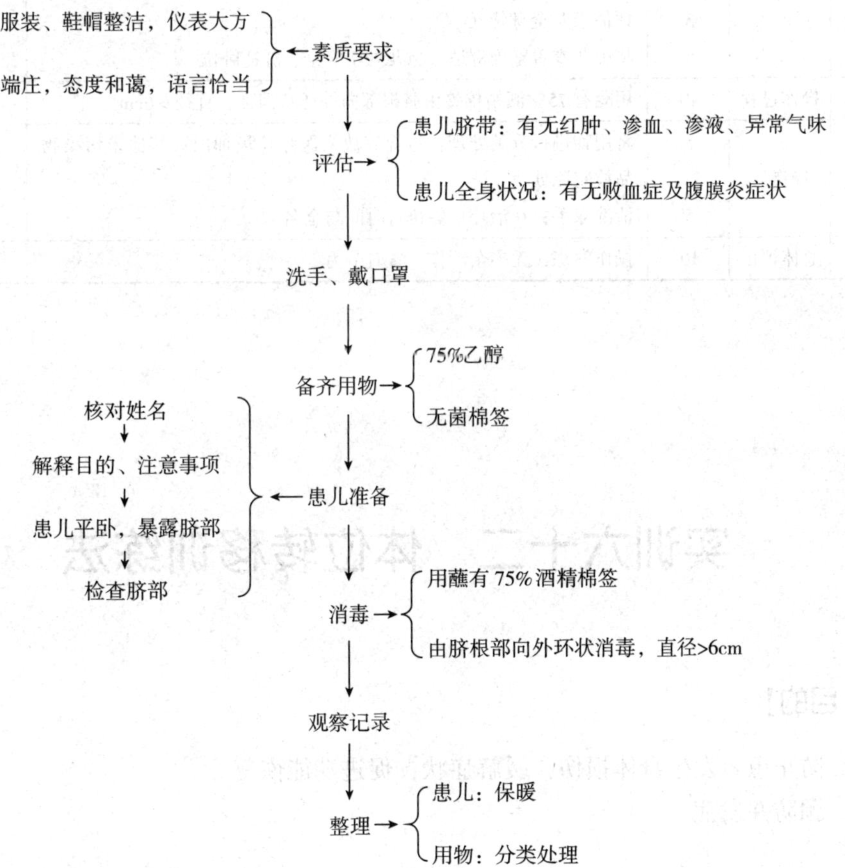

【操作易出现问题提示】

1. 尿布的折叠勿盖住脐部，防止尿液污染脐部。
2. 脐带脱落前，勿试图将其剥脱。结扎线如有脱落应重新结扎。
3. 如果脐窝和脐根部有粘连时从脐根部呈螺旋动作擦拭，不可来回擦。
4. 如有出血应首先观察脐带结扎线是否提前脱落，应通知医生尽早诊治。

【考核标准】

新生儿脐部护理技术考核评分标准

班级______ 学号______ 姓名______ 操作时间______ 成绩______

序号	项目	分值	内容	扣分
1	护士准备	5	仪表端庄，服装整洁。洗手、戴口罩	
2	用物准备	5	用物准备齐全	
3	环境准备	5	环境清洁，光线充足	
4	操作前	5 5 5 5 5	核对姓名、床号 告知家属操作的目的、注意事项及配合技巧 评估患儿脐带：有无红肿、渗血、渗液、异常气味 评估患儿全身状况 将患儿衣着整理舒适，患儿处于安全、舒适卧位	
5	操作过程	40	用蘸有75%酒精棉签由脐根部向外环状消毒，直径>6cm	
6	操作后	5 5	将用物进行分类处理：将棉签放入医疗垃圾桶内；其他未污染物品放归原处 清洗双手；在治疗单签执行时间与全名	
7	总体评价	10	操作熟练，无多余动作，省时节力	

实训六十二 体位转移训练法

【目的】

1. 防止患者发生身体损伤，缓解症状，促进功能恢复。
2. 预防并发症。

【用物】

软枕、诊断床。

【操作流程】

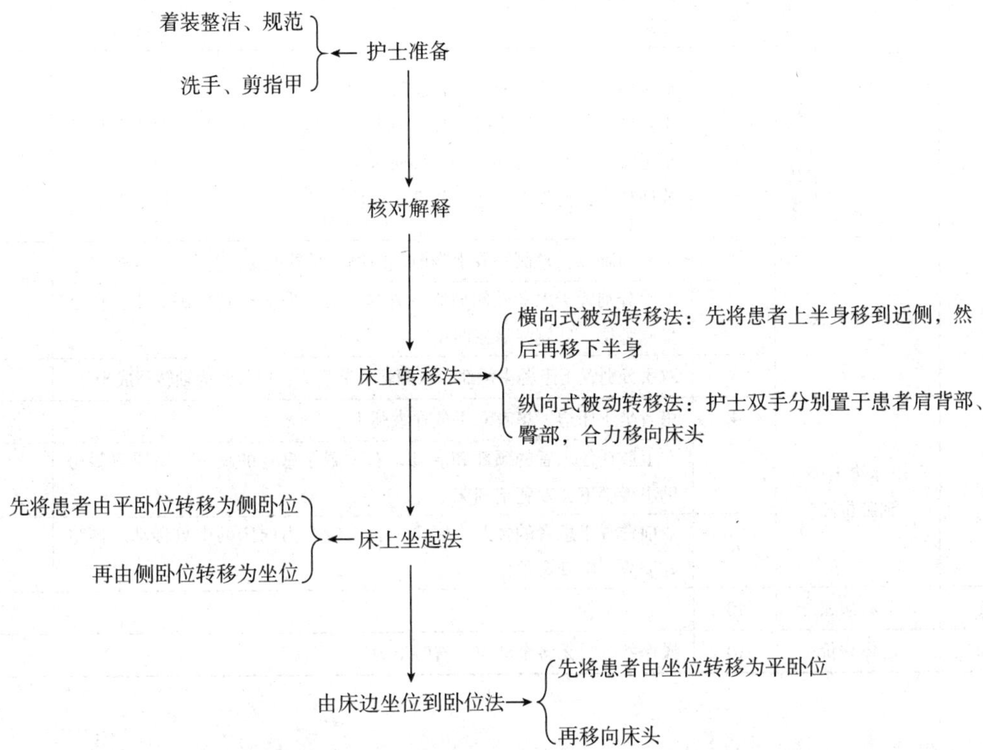

【操作易出现问题提示】

1. 床上横向式被动转移法：先将患者上半身移到自己站立的一侧，然后再移下半身。
2. 床上坐起法：先将患者由平卧位转移为侧卧位，再由侧卧位转移为坐位。
3. 由床边坐位到卧位法：先将患者由坐位转移为平卧位，再移向床头。

【考核标准】

体位转移训练法考核评分标准

班级______ 学号______ 姓名______ 操作时间______ 成绩______

序号	项目	分值	内容	扣分
1	护士准备	10	着装整洁，符合要求。洗手、戴口罩	
2	环境准备	10	环境整洁、宽敞、明亮	
3	患者准备	4	核对患者，解释，取得配合	

续表

序号	项目		分值	内容	扣分
4	床上转移法	横向式被动转移法	4	患者仰卧屈膝，两手放于腹部	
			6	护士双脚分开，一脚在前，一脚在后，双手分别置于患者颈肩、臀下，将患者上半身移到近侧	
			4	双手分别置于患者的腰部、腘窝处，依上法将患者下半身移向同侧床边	
		纵向式被动转移法	2	枕头横立于床头，避免碰伤患者	
			6	患者仰卧屈膝，双手握住床头栏杆，双脚蹬床面。护士双手分别置于患者肩背部、臀部，合力移向床头	
			2	放回枕头，使患者舒适，整理床单位	
5	床上坐起法		4	患者仰卧位，外侧手放于胸前，内侧手呈外展位。	
			6	双手分别置于患者外侧肩胛、骨盆后方，向内旋转外侧躯干，使之呈侧卧位。外侧腿呈屈曲位	
			6	双手分别置于患者头颈部、双侧膝关节后方；以骨盆为轴转移成坐位	
6	由床边坐位到卧位法		4	患者坐于床边，患者双手放在大腿上	
			6	左上肢托住患者的颈部和肩部。右手置于患者的腿下，微屈双膝协助患者躺下，双腿抬到床上	
			6	双前臂置于患者的腰及大腿下方，二者合力向床的中央移动。调整好姿势，整理床单位	
7	关心病人		10		
8	总体评价		10	操作熟练，无多余动作，省时节力	

实训六十三　轮椅推送技术

【目的】

1. 运送不能行走但能坐起的患者入院、出院、检查、治疗、手术或室外活动等。
2. 帮助患者离床活动，促进血液循环和体力恢复。

【用物】

轮椅（性能良好）、毛毯或外套（根据室外温度准备）、布鞋或不滑的拖鞋、别针、软枕（按需要准备）。

【操作流程】

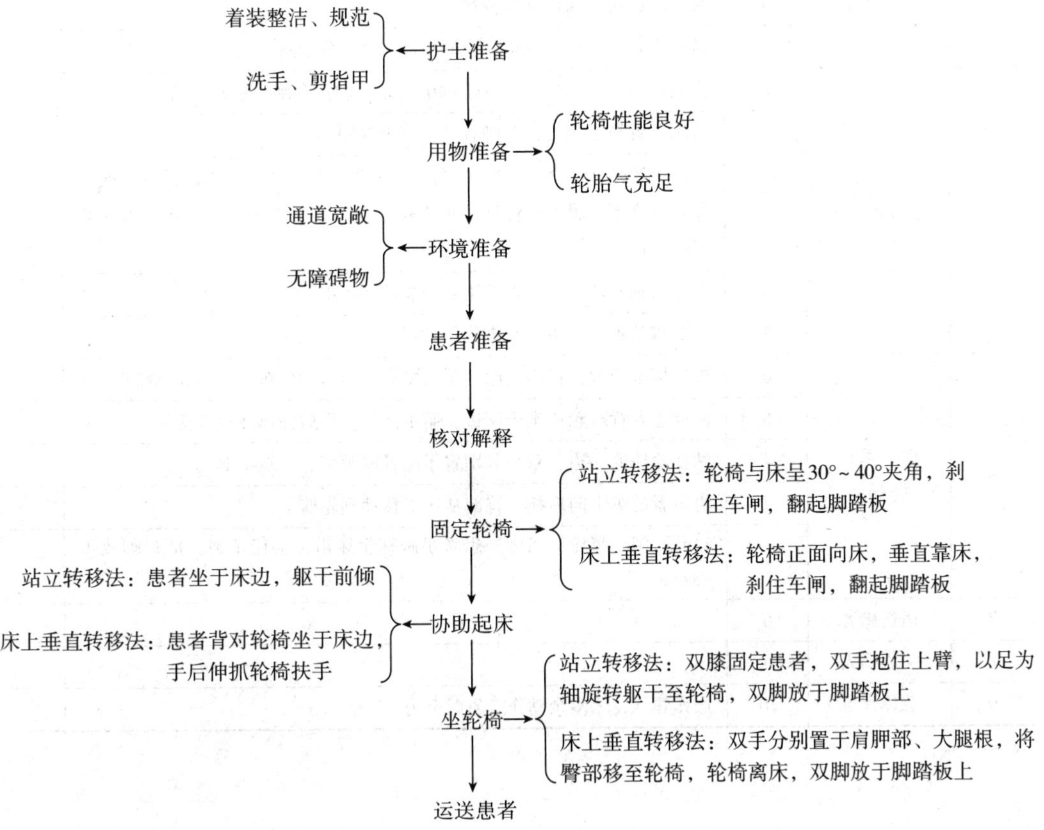

【操作易出现问题提示】

1. 固定轮椅时应刹住车闸，翻起脚踏板。

2. 坐轮椅时，最后应将患者双脚放于脚踏板，患者身体不可前倾。

3. 过门槛时，翘起前轮，避免过大的震动，保证患者安全。下坡时，倒转轮椅，缓慢下行，患者头及背部应向后靠。

【考核标准】

轮椅推送技术考核评分标准

班级______ 学号______ 姓名______ 操作时间______ 成绩______

序号	项目	分值	内容	扣分
1	护士准备	10	着装整洁，符合要求。洗手、戴口罩	
2	用物准备	6	轮胎气充足、刹车性能好。调整脚踏板高度为下肢长度	

续表

序号	项目	分值	内容	扣分
3	环境准备	4	移开障碍物，保证环境宽敞	
4	患者准备	6	核对患者，解释，取得配合并协助患者穿好衣裤	
5	站立转移法	6	推轮椅至床旁，与床呈30°～40°夹角。刹住车闸，翻起脚踏板	
		4	协助患者坐于床边，双脚着地，躯干前倾	
		12	面向患者站立，背屈双膝夹紧患者双膝外侧，双手抱住患者臀部或拉住腰部皮带。患者双臂抱住护士颈部，头放于护士肩上。将患者拉起呈站立位	
		4	以足为轴旋转躯干，臀部正对轮椅正面坐下	
		2	翻下脚踏板，将患者双脚放于脚踏板上	
6	床上垂直转移法	6	推轮椅至床旁，正面向床，垂直紧靠床边，刹住车闸，翻起脚踏板	
		6	协助患者背对轮椅坐于床边，躯干前屈，手后伸抓住轮椅扶手	
		4	站在轮椅的一边，双手分别置于患者肩胛部、大腿根部	
		4	将患者的躯干向后托，臀部从床上移动到轮椅上	
		4	打开车闸，将轮椅离床，患者足跟移至床沿，刹住车闸，把双脚放于脚踏板上	
7	运送患者	6		
8	关心病人	6		
9	总体评价	10	操作熟练，无多余动作，省时节力